U0346449

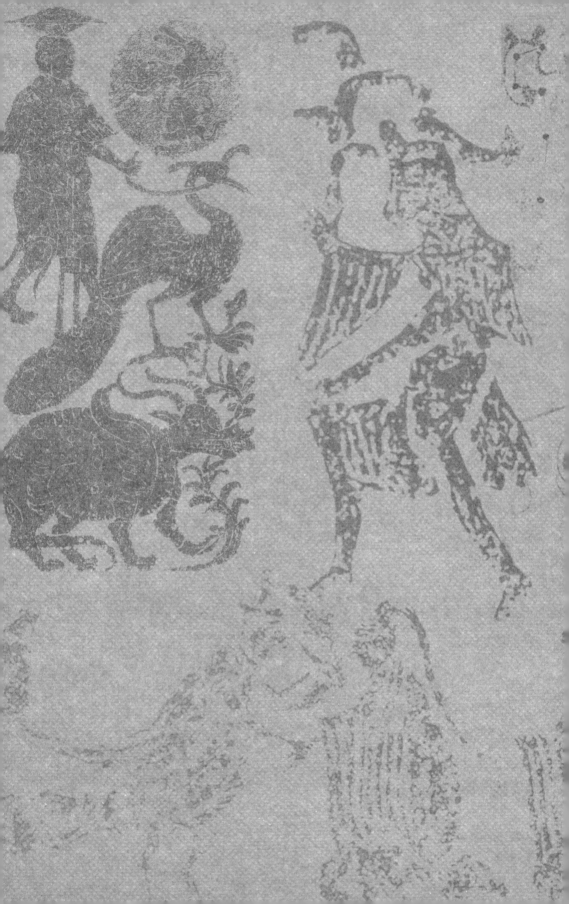

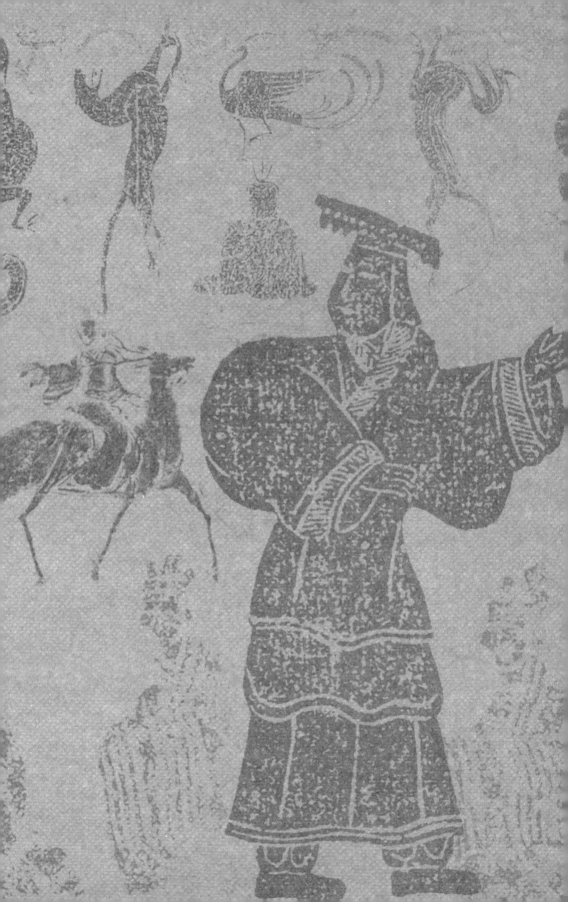

中国古医籍整理丛书

女科百效全书

明·龚居中　辑

清·刘孔敦　增订

程志源　吴苏柳　校注

中国中医药出版社

·北　京·

图书在版编目（CIP）数据

女科百效全书/（明）龚居中辑；（清）刘孔敦增订；程志源，吴苏柳
校注．—北京：中国中医药出版社，2015.12

（中国古医籍整理丛书）

ISBN 978 - 7 - 5132 - 2992 - 0

Ⅰ．①女…　Ⅱ．①龚…　②刘…　③程…　④吴…　Ⅲ．①中医
妇产科学 - 中国 - 明代　Ⅳ．①R271

中国版本图书馆 CIP 数据核字（2015）第 295463 号

中 国 中 医 药 出 版 社 出 版
北京市朝阳区北三环东路 28 号易亨大厦 16 层
邮政编码　100013
传真　010 64405750
三河市鑫金马印装有限公司印刷
各地新华书店经销
*
开本 710×1000　1/16　印张 12.25　字数 95 千字
2015 年 12 月第 1 版　2015 年 12 月第 1 次印刷
书　号　ISBN 978 - 7 - 5132 - 2992 - 0
*
定价　38.00 元
网址　www.cptcm.com

国家中医药管理局
中医药古籍保护与利用能力建设项目
组织工作委员会

主 任 委 员 王国强

副 主 任 委 员 王志勇　李大宁

执行主任委员 曹洪欣　苏钢强　王国辰　欧阳兵

执行副主任委员 李　昱　武　东　李秀明　张成博

委　　　　员

各省市项目组分管领导和主要专家

（山东省）武继彪　欧阳兵　张成博　贾青顺

（江苏省）吴勉华　周仲瑛　段金廒　胡　烈

（上海市）张怀琼　季　光　严世芸　段逸山

（福建省）阮诗玮　陈立典　李灿东　纪立金

（浙江省）徐伟伟　范永升　柴可群　盛增秀

（陕西省）黄立勋　呼　燕　魏少阳　苏荣彪

（河南省）夏祖昌　刘文第　韩新峰　许敬生

（辽宁省）杨关林　康廷国　石　岩　李德新

（四川省）杨殿兴　梁繁荣　余曙光　张　毅

各项目组负责人

王振国（山东省）　王旭东（江苏省）　张如青（上海市）

李灿东（福建省）　陈勇毅（浙江省）　焦振廉（陕西省）

蔡永敏（河南省）　鞠宝兆（辽宁省）　和中浚（四川省）

前　言

　　中医药古籍是传承中华优秀文化的重要载体，也是中医学传承数千年的知识宝库，凝聚着中华民族特有的精神价值、思维方法、生命理论和医疗经验，不仅对于传承中医学术具有重要的历史价值，更是现代中医药科技创新和学术进步的源头和根基。保护和利用好中医药古籍，是弘扬中国优秀传统文化、传承中医学术的必由之路，事关中医药事业发展全局。

　　1949 年以来，在政府的大力支持和推动下，开展了系统的中医药古籍整理研究。1958 年，国务院科学规划委员会古籍整理出版规划小组在北京成立，负责指导全国的古籍整理出版工作。1982 年，国务院古籍整理出版规划小组召开全国古籍整理出版规划会议，制定了《古籍整理出版规划（1982—1990）》，卫生部先后下达了两批 200 余种中医古籍整理任务，掀起了中医古籍整理研究的新高潮，对中医文化与学术的弘扬、传承和发展，发挥了极其重要的作用，产生了不可估量的深远影响。

　　2007 年《国务院办公厅关于进一步加强古籍保护工作的意见》明确提出进一步加强古籍整理、出版和研究利用，以及

"保护为主、抢救第一、合理利用、加强管理"的方针。2009年《国务院关于扶持和促进中医药事业发展的若干意见》指出，要"开展中医药古籍普查登记，建立综合信息数据库和珍贵古籍名录，加强整理、出版、研究和利用"。《中医药创新发展规划纲要（2006—2020）》强调继承与创新并重，推动中医药传承与创新发展。

2003～2010年，国家财政多次立项支持中国中医科学院开展针对性中医药古籍抢救保护工作，在中国中医科学院图书馆设立全国唯一的行业古籍保护中心，影印抢救濒危珍本、孤本中医古籍1640余种；整理发布《中国中医古籍总目》；遴选351种孤本收入《中医古籍孤本大全》影印出版；开展了海外中医古籍目录调研和孤本回归工作，收集了11个国家和2个地区137个图书馆的240余种书目，基本摸清流失海外的中医古籍现状，确定国内失传的中医药古籍共有220种，复制出版海外所藏中医药古籍133种。2010年，国家财政部、国家中医药管理局设立"中医药古籍保护与利用能力建设项目"，资助整理400余种中医药古籍，并着眼于加强中医药古籍保护和研究机构建设，培养中医古籍整理研究的后备人才，全面提高中医药古籍保护与利用能力。

在此，国家中医药管理局成立了中医药古籍保护和利用专家组和项目办公室，专家组负责项目指导、咨询、质量把关，项目办公室负责实施过程的统筹协调。专家组成员对古籍整理研究具有丰富的经验，有的专家从事古籍整理研究长达70余年，深知中医药古籍整理研究的重要性、艰巨性与复杂性，履行职责认真务实。专家组从书目确定、版本选择、点校、注释等各方面，为项目实施提供了强有力的专业指导。老一辈专家的学术水平和智慧，是项目成功的重要保证。项目承担单位山东中医药大学、南京中医药大学、上海中医药大学、福建中医药大学、浙江省中医药研究院、陕西省中医药研究院、河南省中医药研究院、辽宁中医药大学、成都中医药大学及所在省市中医药管理部门精心组织，充分发挥区域间互补协作的优势，并得到承担项目出版工作的中国中医药出版社大力配合，全面推进中医药古籍保护与利用网络体系的构建和人才队伍建设，使一批有志于中医学术传承与古籍整理工作的人才凝聚在一起，研究队伍日益壮大，研究水平不断提高。

本着"抢救、保护、发掘、利用"的理念，该项目重点选择近60年未曾出版的重要古医籍，综合考虑所选古籍的保护价值、学术价值和实用价值。400余种中医药古籍涵盖了医经、基础理论、诊法、伤寒金匮、温病、本草、方书、内科、外科、女科、儿科、伤科、眼科、咽喉口齿、针灸推拿、养生、医案医话医论、医史、临证综合等门类，跨越唐、宋、金元、明以迄清末。全部古籍均按照项目办公室组织完成的行业标准《中医古籍整理规范》及《中医药古籍整理细则》进行整理校注，绝大多数中医药古籍是第一次校注出版，一批孤本、稿本、抄本更是首次整理面世。对一些重要学术问题的研究成果，则集中收录于各书的"校注说明"或"校注后记"中。

"既出书又出人"是本项目追求的目标。近年来，中医药古籍整理工作形势严峻，老一辈逐渐退出，新一代普遍存在整理研究古籍的经验不足、专业思想不坚定等问题，使中医古籍整理面临人才流失严重、青黄不接的局面。通过本项目实施，搭建平台，完善机制，培养队伍，提升能力，经过近5年的建设，锻炼了一批优秀人才，老中青三代齐聚一堂，有效地稳定了研究队伍，为中医药古籍整理工作的开展和中医文化与学术的传承提供必备的知识和人才储备。

本项目的实施与《中国古医籍整理丛书》的出版，对于加强中医药古籍文献研究队伍建设、建立古籍研究平台，提高古籍整理水平均具有积极的推动作用，对弘扬我国优秀传统文化，推进中医药继承创新，进一步发挥中医药服务民众的养生保健与防病治病作用将产生深远影响。

第九届、第十届全国人大常委会副委员长许嘉璐先生，国家卫生计生委副主任、国家中医药管理局局长、中华中医药学会会长王国强先生，我国著名医史文献专家、中国中医科学院马继兴先生在百忙之中为丛书作序，我们深表敬意和感谢。

由于参与校注整理工作的人员较多，水平不一，诸多方面尚未臻完善，希望专家、读者不吝赐教。

国家中医药管理局中医药古籍保护与利用能力建设项目办公室

二〇一四年十二月

许 序

"中医"之名立，迄今不逾百年，所以冠以"中"字者，以别于"洋"与"西"也。慎思之，明辨之，斯名之出，无奈耳，或亦时人不甘泯没而特标其犹在之举也。

前此，祖传医术（今世方称为"学"）绵延数千载，救民无数；华夏屡遭时疫，皆仰之以度困厄。中华民族之未如印第安遭染殖民者所携疾病而族灭者，中医之功也。

医兴则国兴，国强则医强。百年运衰，岂但国土肢解，五千年文明亦不得全，非遭泯灭，即蒙冤扭曲。西方医学以其捷便速效，始则为传教之利器，继则以"科学"之冕畅行于中华。中医虽为内外所夹击，斥之为蒙昧，为伪医，然四亿同胞衣食不保，得获西医之益者甚寡，中医犹为人民之所赖。虽然，中国医学日益陵替，乃不可免，势使之然也。呜呼！覆巢之下安有完卵？

嗣后，国家新生，中医旋即得以重振，与西医并举，探寻结合之路。今也，中华诸多文化，自民俗、礼仪、工艺、戏曲、历史、文学，以至伦理、信仰，皆渐复起，中国医学之兴乃属必然。

迄今中医犹为国家医疗系统之辅,城市尤甚。何哉?盖一则西医赖声、光、电技术而于20世纪发展极速,中医则难见其进。二则国人惊羡西医之"立竿见影",遂以为其事事胜于中医。然西医已自觉将入绝境:其若干医法正负效应相若,甚或负远逾于正;研究医理者,渐知人乃一整体,心、身非如中世纪所认定为二对立物,且人体亦非宇宙之中心,仅为其一小单位,与宇宙万象万物息息相关。认识至此,其已向中国医学之理念"靠拢"矣,虽彼未必知中国医学何如也。唯其不知中国医理何如,纯由其实践而有所悟,益以证中国之认识人体不为伪,亦不为玄虚。然国人知此趋向者,几人?

国医欲再现宋明清高峰,成国中主流医学,则一须继承,一须创新。继承则必深研原典,激清汰浊,复吸纳西医及我藏、蒙、维、回、苗、彝诸民族医术之精华;创新之道,在于今之科技,既用其器,亦参照其道,反思己之医理,审问之,笃行之,深化之,普及之,于普及中认知人体及环境古今之异,以建成当代国医理论。欲达于斯境,或需百年欤?予恐西医既已醒悟,若加力吸收中医精粹,促中医西医深度结合,形成21世纪之新医学,届时"制高点"将在何方?国人于此转折之机,能不忧虑而奋力乎?

予所谓深研之原典,非指一二习见之书、千古权威之作;就医界整体言之,所传所承自应为医籍之全部。盖后世名医所著,乃其秉诸前人所述,总结终生行医用药经验所得,自当已成今世、后世之要籍。

盛世修典,信然。盖典籍得修,方可言传言承。虽前此50余载已启医籍整理、出版之役,惜旋即中辍。阅20载再兴整理、出版之潮,世所罕见之要籍千余部陆续问世,洋洋大观。

今复有"中医药古籍保护与利用能力建设"之工程，集九省市专家，历经五载，董理出版自唐迄清医籍，都400余种，凡中医之基础医理、伤寒、温病及各科诊治、医案医话、推拿本草，俱涵盖之。

噫！璐既知此，能不胜其悦乎？汇集刻印医籍，自古有之，然孰与今世之盛且精也！自今而后，中国医家及患者，得览斯典，当于前人益敬而畏之矣。中华民族之屡经灾难而益蕃，乃至未来之永续，端赖之也，自今以往岂可不后出转精乎？典籍既蜂出矣，余则有望于来者。

谨序。

第九届、十届全国人大常委会副委员长

许嘉璐

二〇一四年冬

王 序

中医学是中华民族在长期生产生活实践中，在与疾病作斗争中逐步形成并不断丰富发展的医学科学，是中国古代科学的瑰宝，为中华民族的繁衍昌盛作出了巨大贡献，对世界文明进步产生了积极影响。时至今日，中医学作为我国医学的特色和重要医药卫生资源，与西医学相互补充、相互促进、协调发展，共同担负着维护和促进人民健康的任务，已成为我国医药卫生事业的重要特征和显著优势。

中医药古籍在存世的中华古籍中占有相当重要的比重，不仅是中医学术传承数千年最为重要的知识载体，也是中医为中华民族繁衍昌盛发挥重要作用的历史见证。中医药典籍不仅承载着中医的学术经验，而且蕴含着中华民族优秀的思想文化，凝聚着中华民族的聪明智慧，是祖先留给我们的宝贵物质财富和精神财富。加强对中医药古籍的保护与利用，既是中医学发展的需要，也是传承中华文化的迫切要求，更是历史赋予我们的责任。

2010 年，国家中医药管理局启动了中医药古籍保护与利用能力建设项目。这既是传承中医药的重要工程，也是弘扬优秀民族文化的重要举措，不仅能够全面推进中医药的有效继承和创新发展，为维护人民健康做出贡献，也能够彰显中华民族的璀璨文化，为实现中华民族伟大复兴的中国梦作出贡献。

相信这项工作一定能造福当今，嘉惠后世，福泽绵长。

国家卫生与计划生育委员会副主任
国家中医药管理局局长
中华中医药学会会长

王国强

二〇一四年十二月

马 序

　　新中国成立以来，党和国家高度重视中医药事业发展，重视古籍的保护、整理和研究工作。自 1958 年始，国务院先后成立了三届古籍整理出版规划小组，分别由齐燕铭、李一氓、匡亚明担任组长，主持制订了《整理和出版古籍十年规划（1962—1972）》《古籍整理出版规划（1982—1990）》《中国古籍整理出版十年规划和"八五"计划（1991—2000）》等，而第三次规划中医药古籍整理即纳入其中。1982 年 9 月，卫生部下发《1982—1990 年中医古籍整理出版规划》，1983 年 1 月，中医古籍整理出版办公室正式成立，保证了中医古籍整理出版规划的实施。2002 年 2 月，《国家古籍整理出版"十五"（2001—2005）重点规划》经新闻出版署和全国古籍整理出版规划领导小组批准，颁布实施。其后，又陆续制定了国家古籍整理出版"十一五"和"十二五"重点规划。国家财政多次立项支持中国中医科学院开展针对性中医药古籍抢救保护工作，文化部在中国中医科学院图书馆专门设立全国唯一的行业古籍保护中心，国家先后投入中医药古籍保护专项经费超过 3000 万元，影印抢救濒危珍、善、孤本中医古籍1640余种，开展了海外中医古籍目录调研和孤本回归工作。2010年，国家财政部、国家中医药管理局安排国家公共卫生专项资金，设立了"中医药古籍保护与利用能力建设项目"，这是继1982～1986年第一批、第二批重要中医药古籍整理之后的又一次大规模古籍整理工程，重点整理新中国成立后未曾出版的重要古籍，目标是形成并普及规范的通行本、传世本。

为保证项目的顺利实施，项目组特别成立了专家组，承担咨询和技术指导，以及古籍出版之前的审定工作。专家组中的许多成员虽逾古稀之年，但老骥伏枥，孜孜不倦，不仅对项目进行宏观指导和质量把关，更重要的是通过古籍整理，以老带新，言传身教，培养一批中医药古籍整理研究的后备人才，促进了中医药古籍保护和研究机构建设，全面提升了我国中医药古籍保护与利用能力。

作为项目组顾问之一，我深感中医药古籍保护、抢救与整理工作的重要性和紧迫性，也深知传承中医药古籍整理经验任重而道远。令人欣慰的是，在项目实施过程中，我看到了老中青三代的紧密衔接，看到了大家的坚持和努力，看到了年轻一代的成长。相信中医药古籍整理工作的将来会越来越好，中医药学的发展会越来越好。

欣喜之余，以是为序。

中国中医科学院研究员

马继兴

二〇一四年十二月

校注说明

　　《女科百效全书》由龚居中于 1630 年辑录。龚居中，字应圆，号如虚子、寿世主人，明代豫章云林（今江西金溪）人，16～17 世纪医家，为龚廷贤族人，曾任太医院院司，内、外、妇、儿等科均有所长，且擅于著述。

　　是书以《校注妇人良方》为蓝本、其他医书内容为补充辑录而成，据《中国中医古籍总目》记载共四卷，由清代刘孔敦增补，卷一、卷二题"刘刚堂"订梓，卷三、卷四题"发祥堂"订梓，其中有少量字残缺或版面漫漶。

　　《校注妇人良方》，是明代薛己对宋代陈自明《妇人大全良方》的校注本。据《中国中医古籍总目》记载，《妇人大全良方》的原刻本、补遗本、校注本今存三十余种，其中以《薛氏医案二十四种》本流行最广，其版本有十多种。

　　有鉴于此，本次校注以中华医学会上海分会图书馆所藏清康熙刻本《女科百效全书》为底本，以《校注妇人良方》（《薛氏医案二十四种》明刻本）、《妇人大全良方》（《四库全书》本）为他校本，并以《脾胃论》（《四库全书》本）、《素问》（明嘉靖二十九年武陵顾从德影宋本）、《千金要方》（《四库全书》本）、《庄子》（《四库全书》本）、《胤产全书》（清康熙刻本）作为他校参考。

　　本次整理校注体例和原则如下：

　　1. 原为竖排版，现改为横排，故凡指上下文的"左""右"，径改为"下""上"。

　　2. 底本中的繁体字一律转换为简化字，异体字、古字、俗写字、手写体，统一以规范字律齐，不出校记。

3. 底本中字形或中药名属一般笔画之误，如属日、曰混淆，己、巳不分，均予径改，不出校记。

4. 底本中使用原有其字的通假字，出注说明，并征引训诂书证或文献书证进行注释。

5. 底本与校本虚词互异，无关宏旨者，不改，也不出校记；如属于底本错讹，且影响文义者，则予校改并出校说明。

6. 底本与校本互异，但二者文义皆通，难以判定何者为是或何者为胜，如校本之文有参考价值，则酌情出校记以存异。

7. 底本模糊不清难以辨认者，按他校本或其他文献补入，并出校说明。

8. 底本目录与正文不符，如正文正确而目录有误，据正文订正目录，不出注；如目录正确而正文错漏，据目录订正正文，并于正文出注；若无关宏旨者，以正文为准径改，不出注。

9. 原书每卷卷首有"新刻秘授女科百效全书某卷""太医院医官云林龚居中编辑，指月山人富沙刘孔敦增补，桂岭渔者蕉源刘刚堂（潭阳书林发祥堂）订梓"字样，卷尾有"女科百效全书某卷终（止）"字样，今一并删去。

10. 原文无方剂索引备查，方后的索引序号已无保留必要，故予删去。

序

　　夫医之为术，功参化育，道契长生，度节气而候温冷，诊脉理以调阴阳，洞垣见里①，垂论立模。是故良医埒②良相，德洄大哉。余幼不敏，治经生业，苦羸弱致疴乃弃，问道轩农，究心《灵》《素》。自家居客路，逢方士道流，靡不稽首倾囊，探襆③叩藏，求奇方秘药，期以参苓，少疗屡瘳。计得篇帙盈卷，奇正咸列，砥摩④日久，饮上池有获，治己治人，辄试辄效，自觉羸疾顿壮，枯髀倏旺矣。越岁，得遇应圆龚君，世精卢扁，家绍⑤云林，数相晤对，道合风同，遂寄蘧⑥焉。每有著述，辄相商校，参互考证，曩⑦著内、外、幼科、痘疹百效诸书，业已行世，家户尸祝⑧。一日过余，烧烛检书，阅数十种，独女科未有成编。余曰：君所著论立诀，黄口华发咸获安养，古人怵惕恻隐之心发于孺子者，其于孺子之始基，其可少忽乎哉？龚君唯唯，出其秘藏一册质余。时岁在乙酉，值江闽烽警⑨兮，首暌隔未遑标绎，期年而龚君物故⑩矣。瞬息二十余

---

　　① 洞垣见里：语出《史记·扁鹊仓公列传》，其中记载扁鹊以上池之水饮长桑君所传禁方三十日，就能看见墙另一侧的人。引申为洞见五脏症结而能对症下药的绝技。

　　② 埒（liè 列）：等同。

　　③ 襆（fú 服）：包扎，引申为包裹里的书籍。

　　④ 砥摩：仔细研究。砥，磨刀石；摩，揣摩，研究。

　　⑤ 绍：继承。

　　⑥ 蘧（qú 渠）：指蘧庐，古代驿站中供人休息的房子。

　　⑦ 曩（nǎng 灢）：曾经。

　　⑧ 尸祝：崇拜。

　　⑨ 烽警：报警的烽火，亦借指战乱。此指宁王之乱。

　　⑩ 物故：去世。

年，每当窗中夜雨，世上浮云，抚今追昔，不胜惠子墓木之叹①。年衰志颓，兀坐山斋，屡见闾闬②中有蛾眉玉瘗③者、重身薤露④者、艳丽而赋硕人⑤者、白首而嗟梵独⑥者比比然。此虽造化之不齐，赋异有厚薄，亦不无庸妄偏执、和缓拱手者，余睹斯可愍⑦，尝恫于怀，自念景在桑榆，何敢恡⑧寸咎余晖，使金丹鸿宝⑨韬晦什袭⑩中乎？乃取秘帙，参古名论，穷搜博采，引故征新。考之书者，必验之于治；验之治者，复笔之纪效。芟芜⑪存要，条分类析，庶观者开卷详明，纤悉俱备，左右逢源，又何患天下女人沉痼之不瘳，宜男⑫之不佩乎？爰付之剞劂⑬，以广其传，非敢云功参化育。第先哲有云：一介之士，苟存心利物，必有所济。吾两人或任斯语已矣。

康熙丁未春月潭阳刘孔敦题

---

① 惠子墓木之叹：典出《庄子·徐无鬼》，庄子送葬经过惠子墓地时感叹"自夫子之死也，吾无以为质矣，吾无与言之矣！"借以惜叹龚居中离世多年。

② 闾闬（lúhàn 驴汗）：古代里巷的门。

③ 玉瘗（yì 义）：旧指死去的美女。

④ 薤（xiè 泻）露：古代挽歌名。

⑤ 硕人：指齐女庄姜高贵、美丽的形象。

⑥ 梵独：清净孤独。

⑦ 愍（mǐn 悯）：怜悯，悲伤。

⑧ 恡（lìn 蔺）：同"吝"。

⑨ 金丹鸿宝：指道教修仙炼丹之书。清·孙枝蔚《戏赠莫大岸》诗："家无鸿宝书，安得铸金丹。"

⑩ 韬晦什袭：把物品层层包裹起来，喻珍重收藏。韬晦，指深藏不露。什，同"十"，袭是量词，什袭指十层。

⑪ 芟芜（shānwú 删无）：删除繁杂的文字。芟，斩除；芜，丛生的杂草。

⑫ 宜男：宜男草，又叫"萱草"。旧俗，妇人有孕，常佩带其花，以为宜得男也，所以又叫宜男草。

⑬ 剞劂（jījué 机厥）：雕板；刻印。

凡　例

——是编类集验方，理解微妙，更参互古今名哲、近代儒医诸书可法者采入本论，分门列目，使学者一览精详，不啻指掌。

——各论根于《素问》《灵枢》、叔和、贞白①暨朱丹溪、李东垣、刘河间、陈良甫、薛立斋诸家千百卷，合为采撰，每一门一症具一论于先，使知受病之源，按方图治，对证投剂，了然无疑。

——妇人之性，阴浊胜而阳明微，于七情六郁中节②者鲜，是以病常浮于男子者什九，先须体气和平，方能发育广嗣，故列众疾为首。

——伤寒之症反复变迁，命系毫发，须熟读仲景、节庵等书，专为一科，庶无不精简略之误。

——男妇嗣艰，非所秉素弱，即斫丧③太过，故次列妇人调经、男子聚精为胤嗣④之本。

——男女交媾，受胎各有其时。有过时，有不及时，有终身由之而不知其时者，众也。今列经候翕受⑤之时，庶知发育之端。

---

①　贞白：陶弘景的谥号。

②　中节：指情志调和。《礼记·中庸》："喜怒哀乐之未发谓之中，发而皆中节谓之和。"

③　斫（zhuó 酌）丧：摧残，伤害。特指沉溺酒色，伤害身体。

④　胤嗣（yìnsì 印四）：后嗣。

⑤　翕（xī 西）受：合受；吸收。

——胎前产后，病症虽同，而用药殊异。故前后一病二类，及方中兼治之剂，阅者辨焉，幸毋轻忽。

——是书条分类析，标指详明，各从本末源流，分疏辨核。论中引古方之的确而增减其药品，通用要方归为一帙，使学者开卷既易于寻方，病者求医无难于对症矣。

——方内药味，逐一对症，较其温凉时令所宜，更无酷烈峻利、取效一时、遗患后日者。

——妇人怀孕，饮食起居、所宜禁忌、一应动作具载录中，以便迁避动胎药物，悉当遵守。

——各方有合大剂，今减作小方，庶得临症损益，量病加减，有常服者悉仍旧。

——制药之法，当因病制宜，集中所云未备，亦不多录，恐执泥也。

——汤药丸散与外治之法，悉经效验。倘有增减，须依论中随症合宜，万不失一。与其授命庸妄，孰若循此医案。

——妇人疮疡治法，与男子多同。惟乳痈、阴疳等病，妇人关系之症，详辑末卷，以成全备。外科另有端门。

——是编欲其家习户晓，广嗣育生，不事繁衍，不缀余文，令易知也。

指月道人刘孔敦识

目 录

卷　四

① 子死腹中方论:原作"子死腹中本条附方",据正文改。
② 诀:此下原衍"附方"二字,据正文标题删。

卷　一

众疾类

古人治妇人，别著方论者，以其胎妊、生产、崩伤之异，况郁怒倍于男子，若不审其虚实而治之，多至夭枉。谚云：宁治十男子，莫治一妇人；宁治十妇人，莫治一小儿。义可见矣。

《博济方》① 论

夫人将摄顺理，则气血调和，六淫不能为害。若劳伤血气，则风冷乘之，脾胃一伤，饮食渐少，荣卫日衰，肌肤黄燥，面无光泽。若入大肠则下利，若入关元则绝嗣。故妇人病有三十六种，皆由冲任劳损而致。盖冲任之脉，为十二经之会海，其病皆见于少阴、太阳之经，当于此候之。

寇宗奭论

妇人虽有科别，然亦有不能尽圣人之法。岐伯曰：凡病，察其形气相得则易治，形气相失则难治。又曰：诊病之道，观人勇怯，骨肉皮肤，能知其情，以为诊法。今富贵之家，身处帷幔，出手诊候，不能尽望、闻、问、切之情，率尔投药，乌可尽其术乎？况医者质问谆谆，病家遂谓业术不精而不信，岂能使药之奏效耶？丹溪云：凡人之形，长不及短，大不及小，肥不及瘦；人之色，白不及黑，嫩不及苍，厚不及薄。而况肥人湿多，瘦人火多，白者肺气虚，黑者肾气足。形色既殊，脏

---

① 博济方：医方著作，三卷，宋代王衮撰，刊于 1047 年。原书已佚，今本为清编修《四库全书》时从《永乐大典》辑出。

腑亦异，外证虽同，治法迥别。所以肥人责脉浮，瘦人责脉沉，躁人疑①脉缓，缓人疑脉躁，以其不可概观也。若夫病势危急，必须察色以观其外，诊脉以知其内。医之道，庶乎不至于有误矣！

中 风

夫中风者，因内虚中之也。即《内经》所谓偏枯、风痱、风懿、风痹是也，而有中腑、中脏、中血脉之分焉。夫中腑者为在表，中脏者为在里，中血脉者为在中。在表者宜微汗，在里者宜微下，在中者宜调荣。中腑者多着四肢，如手足拘急不仁，恶风寒，此数者病浅，皆易治，用加减续命汤之类。中脏者多滞九窍，如眼瞀者中于肝，舌不能言者中于心，唇缓便秘者中于脾，鼻塞者中于肺，耳聋者中于肾，此数者病深，多难治。中血脉者，外无六经之证，内无便溺之阻，肢不能举，口不能言，用大秦艽汤主之。

中腑者，多兼中脏。如左关脉浮弦，面目青，左胁偏痛，筋脉拘急，目𥆞，头目眩，手足不收，坐踞不得，此中胆兼中肝也，用犀角散之类。如左寸脉浮洪，面舌赤，汗多恶风，心神颠倒，言语謇涩，舌强口干，松悸恍惚，此中小肠兼中心也，用麻黄散之类。如右关脉浮缓或浮大，面唇黄，汗多恶风，口㖞语涩，身重，怠惰嗜卧，肌肤不仁，皮肉𥆞动，腹膨不食，此中胃兼中脾也，用防风散之类。如右寸脉浮涩而短，面色白，鼻流清涕，多喘，胸中冒闷短气，自汗声嘶，四肢痿弱，此中大肠兼中肺也，用五味子汤之类。如左尺脉浮滑，面目鳌黑，

---

① 疑：原作"宜"，据《校注妇人良方·寇宗奭论》及下文"缓人疑脉躁"句改。

腰脊痛引小腹，不能俯仰，两耳虚鸣，骨节疼痛，足痿善恐，此中膀胱兼中肾也，用独活散之类。此皆言真中风也，而有气血之分焉。盖气虚而中者，由元气虚而贼风袭之，则右手足不仁，用六君子汤加钩藤、姜汁、竹沥。血虚而中者，由阴血虚而贼风袭之，则左手足不仁，用四物汤加钩藤、竹沥、姜汁。气血俱虚而中者，则左右手足皆不仁也，用八珍汤加钩藤、姜汁、竹沥。

其与中风相类者，则有中寒、中湿、中火、中气、食厥、劳伤、房劳等症。如中于寒者，谓冬月卒中寒气，昏冒口噤，肢挛恶寒，脉浮紧，用麻黄、桂枝、理中汤之类。中于暑者，谓夏月卒冒炎暑，昏冒痿厥，吐泻喘满，用十味香薷饮之类。中于湿者，丹溪所谓东南之人，多因湿土生痰，痰生热，热生风也，用清燥汤之类加竹沥、姜汁。中于火者，河间所谓非肝木之风内中、六淫之邪外侵，良由五志过极，火盛水衰，热气拂郁，昏冒而卒仆也，用六味丸、四君子、独参汤之类。内有恚怒伤肝，火动上炎者，用柴胡汤之类。中于气者，由七情过极，气厥昏冒，或牙关紧急，用苏合香丸之类，误作风治者死。食厥者，过于饮食，胃气自伤，不能运化，故昏冒也，用六君子加木香。劳伤者，过于劳役，耗损元气，脾胃虚衰，不任风寒，故昏冒也，用补中益气汤。房劳者，因肾虚精耗，气不归源，故昏冒也，用六味丸。此皆类中风者也。

夫《内经》主于风，河间主于火，东垣主于气，丹溪主于湿，愚之斯论僭补前人之阙也。若夫地之南北，人之虚实，固有不同，其男子女人大略相似，当与后论参看通变治之。

角弓反张

妇人气虚，风入诸阳之经，或产后血虚，汗出中风，体强口噤，腰背反张，名为发痉。因太阳经先伤风，复感寒，以致如发痫状。但脉沉迟弦细，无汗恶寒，名刚痉；有汗不恶寒，名柔痉。无汗者，葛根汤、小续命汤；有汗者，去麻黄，加葛根。仲景先生云：太阳病，发汗太多致痉，风病下之则痉。《三因方》云：气血内虚，风寒湿热所中则痉。以风能散气，故有汗而不恶寒曰柔痉；寒能涩血，故无汗而恶寒曰刚痉。非专于风湿，因内虚发汗亡血，筋无所荣而然，乃虚象也。

窃谓伤寒汗下过度，与产妇溃疡等病，及因克伐之剂，伤损气血而变。若金衰木旺，先用泻青丸，后用异功散。肾水虚，用六味丸。肝火旺，先用加味小柴胡汤，次用加味四物汤。发热，用加味逍遥散。若木侮脾土，用补中益气加芍药、山栀。脾经郁结，用加味归脾汤。脾土湿热，用大承气汤。大凡病后气血虚弱，用参、术浓煎，佐以姜汁、竹沥，时时用之；如不应，用十全大补汤；更不应，急加附子，或用参附汤，缓则不救矣。

口噤 附口喎

夫中风口噤，乃体虚受风，入于颔颊。盖手三阳之经，结于颔颊，上夹于口，风邪乘之则筋挛，故牙关急而口噤也。若风邪客于手足阳明经，口眼喎斜，用秦艽升麻汤。若风热伤气，用省风汤。

口喎者，因体虚受风，而入足阳明胃经。盖足阳明之经，上夹于口，风乘之，其筋偏急故也，当参中风方论治之。

不 语

巢氏云：脾脉络胃夹咽，连舌本，散舌下。心之别脉，系舌本。若心脾受邪，则舌强不能言。然喉咙者，气之上下也。

会厌者，声之户。舌者，声之机①。唇者，声之扇。若风寒客于会厌，故卒然而喑。经云：醉卧当风，使人发喑也。若因痰迷心窍，当清心火。若因湿痰舌强，当清脾热。若因风热，牙关紧急，当清肝火。若因风痰塞喉，当导痰涎。若因虚火上炎，当壮水之主。若因气虚厥逆，当益火之源。若因肾虚舌喑而不语，当补肾气。

风痹手足②不仁

夫妇人风痹，手足不仁，或肌肤疼痛，或肢体麻木。盖诸阳之经，皆起于手足，循行肢体，因气虚风邪所客而为患也。愚按：《内经》云：邪之所凑，其气必虚。前症若风邪淫肝，或怒动肝火，血燥筋挛，用加味逍遥散。脾肺气虚，肌肤不仁，手足麻木，用三痹汤。若肾水亏损，不能滋养筋骨，或肝脾血虚，而筋痿痹，用六味丸。服燥药而筋挛者，用四物、生甘草。气血俱虚，用八珍汤何③《医林集要》等方。

新刊《丹溪心法》附录云：若人大拇指麻木不仁，或手足少力，或肌肉微掣，三年内必有大风之症，宜先服八风汤、天麻丸、防风通圣散以预防之。殊不知河间云风者病之末也。所以中风有瘫痪者，非谓肝木之风内中，亦非六淫风邪外袭，良由五志过极，心火炽盛，肾水虚衰，不能制之，则阴虚阳实，而热气拂郁，心神昏愦，筋骨无用，而卒倒无知也。治当以固元气为要，若遽服八风等药，则反伤元气，适足以招风取中。仍参本卷首论主治。

---

① 机：原作"标"，据《校注妇人大全良方·妇人中风不语方论》改。机，机关。
② 手足：原无，据目录及下文例补。
③ 何：《校注妇人良方·风痹手足不随》同，当作"和"。

中风自汗

古方续命、排风、越痹①等汤，皆用麻黄，取其发汗而散风邪也。然而无汗者为宜，若自汗者用之，则津液转脱，反为大害。故仲景云：中风自汗，用桂枝汤。发搐，口眼㖞动，遍身出汗，用独活散、续命煮散，以复荣卫而却风邪。若腠理不固而自汗者，用桂枝汤，或防风白术牡蛎汤。若过服风药而自汗者，用白术防风汤。若阳气虚弱而自汗者，用芪附汤。若兼盗汗，用补中益气汤送六味丸，如不应，用当归六黄汤。

筋脉瘛疭颤振

《医学纲目》云：瘛者，筋脉急也；疭者，筋脉缓也。急则引而缩，缓则纵而伸。或缩或伸，动而不止者，名曰瘛疭，俗谓之发搐是也。凡癫痫、风痉、破伤风三症，皆能瘛疭，但癫痫则仆地不省，风痉瘛疭则角弓反张，破伤风瘛疭则有疮口。窃谓：瘛者，属肝经风热血燥，或肝火妄动血伤。疭者，属肝经血气不足，或肝火汗多亡血，以致手足伸缩不已，抽搐不利。若因风热血燥，用羚羊角散加钩藤钩、山栀。若肝火妄动，用加味四物汤加钩藤钩、山栀。若肝经血气不足，用八珍汤加钩藤钩、山栀。若肝火亡血，用加味逍遥散加钩藤钩、山栀。如不应，须用六味丸，以补肾水、生肝木为主，佐以前剂治之。若其脉长弦者，是肝之本脉也，则易治；其脉短涩者，是肺金克肝木也，则难治。其面色青中见黑者，是水生木也，当自愈；青中见白者，是金克木也，必难愈。

黄帝曰：人之颤者，何气使然？岐伯曰：胃气不实，则诸

---

① 越痹：当作"越婢"。

脉虚；诸脉虚，则筋脉懈堕；筋脉懈堕，则行阴，用力不复，故为颤。因其所在，补其分肉间。《医学纲目》云：颤振与瘛疭相类，瘛疭则手足牵引，而或伸或屈。颤振则但颤动，而不伸屈也。胃虚有痰，用参、术以补气，茯苓、半夏以行痰。如实热积滞，用张子和三法。按：颤振者，掉眩也。《易》曰：鼓万物者，莫疾乎风。鼓之为言动也。大抵掉眩，乃风木之摇运也。诸风掉眩，皆属于肝。治法：若肝木实热，用泻青丸。肝木虚热，用六味丸。肺金克肝木，用泻白散。肝木虚弱，用逍遥散加参、术、钩藤钩。脾血虚弱，用六君子加芎、归、钩藤钩。胃气虚弱，用补中益气汤加钩藤钩。若产后颤振，乃气血亏损，虚火益盛而生风也，切不可以风为论，必当大补，斯无误矣。

风寒臂痛

妇人臂痛，或筋脉挛急，遇寒则剧者，由肝气虚弱，风寒客于经络，故其脉紧细，宜用柏子仁丸、舒筋汤。若臂痛而不能举，或痛无定处，此脾虚邪气相搏，中脘伏痰，故其脉沉细如此，宜用茯苓丸、控涎丹主之。若肝血虚，用加味逍遥散。中气虚，用补中益气汤。血气俱虚，用八珍汤。风热血燥，用秦艽地黄汤。脾肾虚寒，用柏子仁丸。脾胃实热，用茯苓丸。水不能生木，用六味丸、逍遥散。怒动肝火，用小柴胡加川芎、当归。眩晕晡热，用四物、柴、栀、丹皮。晡热，月经不调，用加味逍遥散。食少体倦，乏力①盗汗，用加味归脾汤。

贼风偏枯

论曰：贼风偏枯，其状半身不遂，肌肉枯瘦，骨间作痛。

---

① 乏力：《校注妇人良方·妇人风寒臂痛方论》作"无寐"。

经云：汗出偏枯①。如树木一枝，津液不到则枯槁，被风所害。古人有云：医风先医血，血行风自灭。大抵此症多因胎前产后失于调养，以致精血干，肝木枯槁，治法当滋其化源。考之《生气通天论》曰：风客淫气，精亡②，邪伤肝也。《妇人阴阳象火论》③曰：风气通于肝。风搏则热盛，热盛则水干，水干则气不荣，故精乃亡，此风病之所由作也。治法当用大八风汤、增减④茵芋酒、续断汤以养其血，则风自祛矣。

怔忡惊悸心神不安

夫心藏神，为诸脏之主，血气调和，则神安静。若劳伤心血，外邪乘袭，则心神惊悸恍惚，忧惧不安，用排风汤治之。丹溪云：惊悸者，血虚，用朱砂安神丸。痰迷心窍，用定志丸。怔忡者，属火属痰。思虑便动者，属虚。时作时止者，火动也。假如病因惊而致，惊则神出其舍，痰乘而入矣。盖人之所主者心，心之所养者血，心血一虚，神气不守，此惊悸之所由作也。治当调养心血，和平心气而已。若胆气虚寒，用茯神汤。胆气实热，用酸枣仁丸。心气虚热，用宁志膏、茯苓补心汤。心气实热，用朱砂安神丸、茯苓散。心神不安者，属血虚，亦有郁火者。若脾肝郁热，用加味逍遥散。脾肝郁结，用加味归脾汤。脾胃虚弱，气血不足，用八珍汤、六君子汤、十全大补汤。脾肺虚弱，气血不足，用补中益气汤。痰气郁滞，用六君子、桔梗、贝母；如不应，审系气虚，但补脾胃；如不应，用独参汤。

---

① 汗出偏枯：《素问·生气通天论》作"汗出偏沮，使人偏枯"。

② 精亡：《校注妇人良方·妇人贼风偏枯方论》作"精乃亡"。

③ 妇人阴阳象火论：《校注妇人良方·妇人贼风偏枯方论》作"阴阳应象大论"。

④ 减：《校注妇人良方·妇人贼风偏枯方论》作"损"。

如恶寒发热，属气血俱虚。内热晡热，属血虚。作渴面赤，是血脱烦躁。皆宜甘苦之剂，以补阳气而生阴血。经云：血脱补气。若用寒凉之剂以降火则误矣，仍审所属之因而治之。

风邪癫狂

妇人癫狂，由血气虚而风邪所乘，若邪并于阴则发狂，邪并于阳则发癫。夫癫者，卒发而意不乐，直视仆地，吐涌涎沫，口喎目急，手足撩戾①，无所知觉，良久而苏。狂者，少卧不饥，自高贤，自辩智，自贵倨②，妄笑歌乐，妄行不休。《素问》云：阳厥狂怒，饮以铁落 狂怒出于肝，肝属木，铁落，金也，以金制木之意。一妇人眼见鬼物，言语失常，循衣直视。或作心病治之，无效。投养正丹二服，煎乳香，送三生饮，立痊。

刘宗厚③先生云：有在母腹中受惊者，或有闻大惊而得者。盖惊则神不守舍，舍空则痰涎归之。或饮食失节，胃气有伤，痰停胸膈而作，当寻火寻痰固元气。若顽痰胶固上膈，必先用吐法。若在肠胃，亦须下之。或服防风茯神散、牛黄清心丸。若因元气虚弱，或痰盛发热等，皆是虚象。如慢惊症无风可祛，无痰可逐，但补脾胃，生气健旺，神智自清，痰涎自化。若误用辛散祛逐，脑、麝之剂，必为败症。

飞尸血厥

夫飞尸者，游走皮肤，穿行脏腑，每发刺痛，变作无常。遁尸者，附骨入肉，攻通血脉，见尸丧、闻哀哭便发。风尸者，

① 手足撩戾：意为手舞足蹈。撩，掀起；戾，身体弯曲。
② 倨（jù 据）：傲慢。
③ 刘宗厚：即刘纯，明代医家，著有《医经小学》《玉机微义》。

九

淫濯①四肢，痛而昏沉，得风雪便作。沉尸者，缠骨结脏，内肿心胁，发而绞痛，遇寒冷便作。注尸者，举身沉重，精神错杂，时觉昏愦，每至节气便作。并宜苏合香丸治之。按：丹溪云：凡人忽手足逆冷，肌肤起如米粒，头面青黑，精神恍惚，或错言妄误，或牙关紧急，或昏寐仆倒，吊死问丧，入庙登墓，多有此病。先以苏合香丸灌之，次服平胃散。《玉机微义》云：卒厥飞尸客忤，鬼击口噤，用麻黄汤。寒厥表热里寒，则下利清谷，食入则吐，脉沉，手足冷，用四逆汤。热厥腹满，身重难转，面垢，谵语，遗溺，手足厥冷，自汗，脉沉滑，用白虎汤。若人身忽然不动，目闭口噤，恶闻声音，眩冒，顷时方寤，此由出汗过多，气并于血，阳独上而不下，气壅塞而不行耳。气过血还，阴阳复通，移时方寤，名曰郁冒，亦名血厥，宜服白薇汤、仓公散。

血风肢体骨节疼痛

妇人血风，由气血不足，腠理不密，风冷乘之，以致邪正相搏，故骨节疼痛，肢体发热，口舌咽干。按：东垣先生云：饮食失节，脾胃虚，乃血所生病，故口中津液不行。若火热来乘土位，故肢体发热作渴。若肝经血热，用四物、羌活、黄芩、黄柏。肝经血虚，用逍遥散、山栀、川芎。风湿兼痰，用四物、南星、半夏、羌活、苍术。风湿伤脾，用羌活胜湿汤。暑湿伤气，用清燥汤。气郁肝脾，用四君、木香、枳壳、槟榔。胃气受伤，用补中益气汤。瘀血流注，用四物、桃仁、红花。骨痛筋挛，用当归、没药。倦怠无力，用补中益气、羌活、川芎。

① 淫濯（zhuó）：过度而且盛大。

血风白虎历节走疰

妇人血风，白虎历节，由体虚风邪乘之，随血而行，或淫溢皮肤，或卒然掣痛走疰，如虎啮者，加减小续命汤主之。若人身体沉重，走疰疼痛，此湿热相搏，或风热郁而不得伸，附着于有形也。是症多因饮食起居失节，或因七情劳役失宜，脾胃虚损，腠理不密，外邪所侵，以致内热晡热，自汗盗汗，或经候不调，饮食不甘。治法：湿热肿痛者，清燥汤；兼痰，佐以二陈汤。肝火作痛者，加味逍遥散；脾郁作痛者，加味归脾汤；血虚作痛者，四物汤；气虚作痛者，四君子汤；气血俱虚者，八珍汤。俱加羌活、川芎。月经先期而痛者，加味逍遥散；头眩倦怠而痛者，补中益气汤。大抵按之痛甚者病气实，按之痛缓者元气虚，劳役而痛者亦元气虚也，饮食失宜而痛者脾气虚也，恼怒而痛者肝火盛也，若昼轻而夜重者血分病也。与前证论。

血风瘾疹瘙痒

妇人瘙痒瘾疹，五心烦热，乃血风攻疰，用人参荆芥散、消风散、逍遥散。大抵因体虚风寒相搏，赤属血分，而白属气分也。经云：汗出见湿，乃生痤痱。凡人汗出，不可露卧沐浴，使人身振寒热，致生风疹也。有身发疙瘩，或如丹毒，痒痛不常，或脓水淋漓，发热烦渴，或头目昏眩，日晡益甚，或寒热发热，月经不调，皆肝经风热血燥，用加味逍遥散为主，佐以四君、芎、归。若忿怒身发疙瘩，痛痒寒热，乃肝火血燥，用加味小柴胡汤。气血俱虚，八珍加柴胡、丹皮。若夜间发热，作渴谵语，乃热入血室，用小柴胡加生地。血虚，四物合小柴胡，后用加味逍遥散调理。若郁结食少体倦，内热晡热，乃脾经血燥，用加味归脾汤，寒热加山栀、熟地。若游走瘙痒，乃血风走注，用何首乌散。血虚，逍遥散；风热，消风散。若专用风药，复伤阴血，必致筋挛等症。

头目眩晕

妇人头眩，由气虚风入于脑，循脉引于目系，目系急而然也，邪甚则必癫。《素问》云：头痛癫疾，下虚上实，过在足少阴巨阳，甚则入肾，徇蒙招摇①，目瞑耳聋；下实上虚，过在足少阳厥阴，甚则在肝。下虚者肾虚也，故肾厥则头痛；上虚者肝虚也，故肝虚则晕。徇蒙者，如以物蒙其首，招摇不定。目眩耳聋，皆晕之状，故肝厥头痛不同也。按：丹溪先生云：眩者，言其黑晕旋转，其状目闭眼昏，身转耳聋，如立舟船之上，起则欲倒。盖虚极乘寒得之，亦不可一途而取轨也。若风则有汗，寒则掣痛，暑则热闷，湿则重滞，此四气乘虚而眩晕也。若郁结生痰而眩晕者，此七情虚火上逆也；若淫欲过度而眩晕者，此肾虚气不归源也；若吐衄漏崩而眩晕，此肝虚不能摄血也。有早起眩晕，须臾自定者，元气虚也，正元饮下黑锡丹。伤湿头晕，用肾着汤加川芎。有痰，用青州白丸子。头风，风热也，久则目晕；偏头风，相火也，久则目紧便涩。皆宜出血以开表之。详按：肝虚头晕，用钩藤散。肾虚头晕，六味丸。头晕吐痰，养正丹，不应，八味丸。血虚，四物、参、茯②、白术，不应，当归补血汤。气虚，四君、归、芪，不应，益气汤。肝木实，泻青丸。虚，用地黄丸，不应，川芎散。脾气虚，二陈、参、术、柴胡、升麻，不应，益气汤加茯苓、半夏。脾胃

---

① 招摇：《读素问钞》云："招摇，谓头振掉而不定也。"
② 茯：《校注妇人良方·妇人虚风头目眩晕方论》作"苓"。

有痰，半夏白术天麻汤。风痰上壅，四神散。发热恶寒，八物汤。七情气逆，四七汤。伤湿而晕，除湿汤。

血风头痛

许学士[①]云：妇人患头风者，十居其半，每发必掉眩，如在车船之上。盖因肝经血虚，而风邪袭之尔，用川芎当归散。若头痛连齿，时发时止，连年不已，此风中脑，谓之厥逆头痛，宜白附子散，及灸曲鬓穴，在耳掩前正尖上灸七壮，左痛灸左，右痛灸右。按：东垣云：足太阳头痛，脉浮紧，恶风寒，川芎、羌活、独活、麻黄为主。少阳经头痛，脉弦细，往来寒热，柴胡为主。足阳明头痛，身热，目疼，鼻干，恶寒发热，脉浮缓而长，升麻汤，或石膏、白芷为主。手太阳头痛，有痰体重，或腹痛，为痰癖，脉沉缓，苍术、半夏、南星为主。足少阴经头痛，足寒气逆，为寒厥，脉沉细，麻黄附子细辛汤为主。足厥阴头项痛，或吐涎沫，厥冷，脉浮缓，吴茱萸汤主之。诸血虚头痛，当归、川芎为主。诸气虚头痛，人参、黄芪为主。气血俱虚头痛，调中益气，少加川芎、蔓荆、细辛。痰厥头痛，半夏白术天麻汤。厥逆头痛，羌活附子汤。如湿气在头者，以苦吐之，不可执方而治。若脉杂乱而病见不一，且补胃为主。

颈项强痛

夫颈项属足太阳膀胱、足少阴肾，二经相为表里。若感风寒湿气，则发热恶寒，颈项强急，腰背反张，瘛疭口噤，脉沉迟弦细。新产血虚出汗，多患此症。若因鼾睡失枕而致，用三五七散、追风散。若风邪所伤，用都梁丸、木瓜煎。按：东垣

① 许学士：即许叔微，宋代著名医家，曾任集贤院学士。

云：肩背痛不可回顾，此手太阳气郁而不行，以风药散之①。若因肝木自旺，用泻青丸。精血不足，六味丸。风热淫肝，加味逍遥散。怒动肝火，加味小柴胡汤。肝经血虚，加味四物汤。肾不能生肝，六味丸。膀胱气滞，羌活胜湿汤。大抵肝火旺，则肝血虚而筋燥，颈项强急，或腰背反张，或四肢拳挛，或颈项等处结核。

腰痛附脚痛

夫肾主于腰，若妇人腰痛，由肾气虚弱，外感六气，内伤七情，皆能致之。如因风邪所乘，用小续命汤加桃仁、杜仲。如因寒湿所伤，五积散。肾经虚弱，青娥丸。如因气血凝滞，用牵牛、茴香之类。若形体虚羸，面色黧黑，腿足痿软，不能行动，此失志所为也。腹急胁胀，目视䀮䀮，宗筋弛纵，白淫下注，此郁怒②所为也。肌肉不仁，饮食不化，肠胃胀满，闭坠腰胁，此忧思所为也。皆属内因。若腰冷作痛，身重不渴，小便自利，饮食如故，因劳汗出，腰痿胁痛，或坠堕血滞，或房劳精竭，皆属内外因也。窃谓：前症失志，肾虚热者六味丸，肾虚寒者八味丸。郁怒伤肝，实用龙胆泻肝汤，虚用六味丸、补肝散。忧虑伤脾者，归脾汤、逍遥散。肾着汤，寒则术附汤，虚则肾着汤。腰膝痛者，寄生汤、养肾散。瘀血滞者，如神汤、舒筋汤。房劳腰痛者，青娥丸、十补丸。

腰脚俱主于肾③，女人胞络系焉。若劳伤肾气，风冷客于脉络，故腰脚作痛也。治当补元气为主，佐以祛邪之剂。若真

---

① 之：原无，据《校注妇人良方·颈项强痛方论》补。

② 怒：《校注妇人良方·妇人腰痛方论》作"结"，义胜。

③ 腰脚俱主于肾：《校注妇人良方·妇人腰脚疼痛方论》作"肾一于腰脚"。

阳衰败，寒邪乘袭，手足俱冷，头痛恶寒，或呕吐腹痛等症，宜用养肾散。若气血虚弱，寒邪所感，恶寒发热，头痛作渴，或呕吐腹痛等症，宜用五积散。若元气虚弱，湿热所伤，两胫肿痛，寒热身疼，或呕吐不食等症，宜用槟苏败毒散。若脾胃虚弱①，元气下陷，寒热呕吐，发热头痛，喘渴体倦等症，宜用补中益气汤。若足三阴精血亏损，阴火内动，内热晡热，作渴痰甚，小便频数等症，宜用六味地黄丸。若足三阴阳气虚败，恶寒发热，手足俱冷，吐痰不食，二便滑数等症，宜用八味地黄丸。

风邪脚气

妇人脚气，乃肝脾肾三经，或胞络气虚，为风毒所搏而患。盖胞络属于肾，主于腰脚，三经络脉起于足中指。若风邪客于足，从下而上，动于气，故名脚气。皆由六淫七情，或产后，或经行，风毒相搏。其症或头痛身热、肢节作痛，或大便秘结、小便不利，或脚膝缓弱、足胫肿满，或腰膝枯细、怔悸呕逆，或小腹不仁，举体转筋，或胸满气急，遍体酸痛。用香苏散加槟榔、生姜。若寒中三阳必冷，用小续命汤。若暑中三阴必热，亦用小续命汤去附子。大躁者，紫雪最良，无紫雪以百合、薄荷煎，冷水调服。大便秘，用脾约丸、麻仁丸、三和散。补药、淋洗，皆大禁也。此症初患不觉，因他病乃发，先从脚起，或缓弱痹痛，不能行履，或两胫肿满，或足膝细小，或心中怔忡，或小腹不仁，或举体转筋，或见食作呕，或胸满气急，遍体酸痛。其脉浮而弦者因于风，濡而弱者因于湿，洪而数者因于热，

---

① 湿热所伤……脾胃虚弱：此三十一字原无，据《校注妇人良方·妇人腰脚疼痛方论》补。

迟而涩者因于寒。男子由于肾气亏损，女子血海虚弱，七情所致。窃谓：前症，若足三阴虚弱，用还少丹。若脾气虚寒，用八味丸。若饮食停滞，臀腿酸胀，浮肿作痛，此脾气下陷，用六君子少加柴胡、升麻，不应，须用八味丸。若发热口渴，月经不调，两腿无力，此足三阴血虚火燥，用六味、八味二丸兼服。前症西方之人多患之，因素食乳酪，脾胃壅滞，胫足肿满。至于南方，亦有因膏粱厚味，湿热下注而患者，故古人谓之壅疾。所用之方，多疏通发散之剂。然感于房劳过度，亏损三阴，治法又当以固本为主。故六物附子，为元气虚弱、寒邪内侵之圣药。所属各经等方附后①。

劳瘵各疰蒸病

夫骨蒸殗殜②，复连尸疰、劳疰、虫疰、毒疰、热疰、冷疰、食疰、鬼疰。疰者，注也，自上注下，与前人相似，故曰疰。其变有二十二种，或三十六种，或九十九种。令人沉沉默默，寒热盗汗，梦与鬼交，遗泄白浊，或腹中有块，或脑后两边有结核，咳嗽脓血，下利羸瘦，死而传疰，甚至灭门。更有蜚尸、遁尸、寒尸、丧尸、尸疰，谓之五尸。人为其疰者，不自知所苦，虽有狸骨、獭肝、天灵盖等方，未尝见效，唯崔氏灸法，早用有济。

若寒热自汗，面白目干口苦，神昏善恐，不能独卧，传在肝也。若寒热面黑，鼻燥善忘，大便秘泻，口舌生疮，传在心也。若寒热面青唇黄，舌本硬强，言语不出，饮食无味，羸瘦

---

① 附后：此后《校注妇人良方·妇人风邪脚气方论》有附方，疑为底本有缺失。

② 殗殜（yèdié 业替）：病名，即劳瘵。

吐涎，传在脾也。若寒热面赤鼻白，干燥毛折，咯嗽喘急，吐涎脓血，传在肺也。若寒热面黄耳焦，脚胻①酸痛，小便白浊，遗沥腹痛，传在肾也。故葛仙翁用獭肝一具，阴干杵末，水下方寸匕，日三服，未愈再作。

宋宣和间，一法师善考讯鬼怪，时一妇以疾投状，既而如有鬼祟所附。曰：非我为患，乃病人命自衰尔。渠今已成虫食肺，故令吐血声嘶。又屡掠问彼所畏何物，云：以獭爪为末，酒服之，则去矣。患家如其言得愈。獭爪即獭肝之类欤。《玄珠》云：虫瘵多有兄弟互相传染，甚至绝户。此乃冤牵相缠及风水所系，虽有符文、法水下虫之方，然虫去而人亦亡。若能平素保养，亦可免矣。

窃究《济生微旨》云：益气补肺，益精滋肾，皆资其化源也。盖人之精血常不足，加之数夺其真，资化失常，则胃气不固，精气滑脱，不能上接阳气，故头重或痛，气弱而食少，元气下陷，脉即微弱，外散欲绝而虚洪，或见损脉，此实元气不足之所致，非有外感贼邪之病也。

所谓劳蒸者，毛折发焦，肌肤甲错，其蒸在皮。外热内寒，身振肉瞤，其蒸在肉。发焦鼻衄，或复尿血，其蒸在血。身热烦躁，痛如针刺，其蒸在脉。爪甲焦枯，眼昏胁痛，其蒸在髓。头眩热闷，涎浊眵泪，其蒸在脑②。男子失精，女子白淫，其蒸在玉房③。乍寒乍热，中脘烦闷，其蒸在三焦。小便赤黄，凝浊如膏，其蒸在膀胱。大便秘泄，腹中雷鸣，其蒸在小肠。

---

① 胻（héng 横）：脚胫，小腿。

② 爪甲焦枯……其蒸在脑：此二十四字原无，据《校注妇人良方·二十四种蒸病论》补。

③ 玉房：原指闺房，借指精室、血室。

大腹隐痛，口舌干疼，其蒸在大肠。口鼻干燥，腹胀自汗，睡卧不安，其蒸在胃。口苦耳聋，两胁下痛，其蒸在胆。里急后重，肛门秘涩，其蒸在广肠。小腹疼痛，筋脉纵缓，阴器自强，其蒸在宗筋。眩晕下泪，躁怒不常，其蒸在肝。舌黑气短，烦闷洒淅，其蒸在心。唇干口疮，胸腹胀闷，畏寒不食，其蒸在脾。咳嗽喘满，咯痰吐血，声嘶音哑，其蒸在肺。耳轮焦枯，脚气酸痛，其蒸在肾。情想不宁，精物时下，其蒸在右肾。心膈噎塞，攻击疼痛，俯仰烦冤，其蒸在膈。此症虫多啮心肺，治当绝其根也。

按：《医林集要》云：前症若蒸肺，用天、麦①门冬，桔梗，紫菀，乌梅肉。若蒸皮，石膏、桑白皮。若蒸气，喘促鼻干，身热不安，人参、黄芩、栀子。若蒸大肠，大黄、芒硝。若蒸心，黄连、生地黄、当归。若蒸脉蒸血，皆用生地黄、当归、童子小便。若蒸小肠，赤茯苓、木通、生地黄。若蒸脾，芍药、木瓜、苦参。若蒸肉，芍药。若蒸胃，石膏、粳米、大黄、芒硝、干葛。若蒸胆，柴胡、瓜蒌。若蒸三焦，石膏、竹叶。若蒸肝，川芎、当归、前胡。若蒸筋，川芎、当归。若蒸肾，生地黄、石膏、知母、寒水石、藁本。若蒸脑，生地黄、防风。若蒸髓，天门冬、当归、生地黄。若蒸骨，鳖甲、地骨皮、当归、牡丹皮、生地黄。若蒸玉房，知母、黄柏、当归、芍药。若蒸胕，泽泻、茯苓、生地黄、沉香、滑石。若蒸膀胱，泽泻、滑石。凡此诸蒸，多因热病食肉与油腻、房劳、饮酒而成者，久蒸不除，变为疳症即死。亦有疟病久而不愈，以致咳嗽失治，渐成骨蒸劳瘵之症，当推标本而治之。

---

① 麦：原作"麻"，据《校注妇人良方·二十四种蒸病论》改。

崔氏灸骨蒸劳瘵，用细绳一条，男左女右，从足大拇指头齐量起，从脚板底当脚跟中心，向后引绳，循脚肚贴肉直上，至曲臂中横纹截断。又令患人解发分两边，见头缝自囟门平分至脑后，乃平身正坐，取前所截绳，一头从鼻端齐引绳向后，正循头缝至脑后贴肉垂下，循脊骨，引绳向下，至绳尽处，当脊骨以黑点记此黑点不是灸穴。别取一绳，令患人合口，将绳按于口上两头至吻，却钓起绳中心至鼻端根下，如八①字样，齐两吻截断，将此绳展直于前，在脊骨上黑点处取中横量，勿令高下，于绳两头以白圈记之此是灸穴，初灸七壮，累灸②至百壮。此名患门穴。初灸此讫，次令其人平身正坐，稍缩臂膊，取一绳绕项向前双垂，与鸠尾齐鸠尾是心歧骨，无是歧骨者，胸前两歧骨间量取一寸即是鸠尾也，即截断，却背翻绳头向项后，以绳中停取心正，令当喉咙结骨上第二次墨点处，摺中横量绳两头，以白圈记之此是灸穴，初灸七壮，累灸③至百壮。又将第二次量口绳摺中，当脊直上下竖停，中心在第二次墨记上下，绳头尽处以白圈记之此是灸穴，初灸七壮，累灸至百壮。此纵横四方凡四穴，是名曰四花穴。初灸各七壮，若疮愈，其疾未效，依法复灸，故云累灸至百壮凡灸时可用灸足三里，以泻其火为好。若妇人缠足短小，难为量，只取膏肓俞灸之在第四椎下两旁各三寸是穴，次灸四花穴。道轩用此法灸之，无有不效者。

本条附方

神仙秘法　取劳虫，须先择良日，焚香祷祝，令病人面向福德方服，神效。

---

① 八：《校注妇人良方·二十四种蒸病论》作"人"。
② 累灸：原无，据《校注妇人良方·二十四种蒸病论》补。
③ 累灸：原无，补据同上。

青桑枝　杨柳枝　梅枝　桃枝俱向东者，各七寸　葱白七茎
青蒿一握，如无以子代　阿魏一钱　真安息香一钱

上用童便一升半，煎一升，入阿魏，再煎数沸，入朱砂半两，小槟榔半两，麝香半钱。五更并天明各进一服，下白虫尚可治，以淡粥补之，用药调理三五月再服，以除病根。如虫黑，已入肾，不可救矣。

治心胸痛引两胁，昏闷声浊，热壅鼻衄，或痰喘发热。

桑白皮炒　枳壳面炒　木通　子芩炒　生地黄　白芍药　甘草各五分

用水煎服。

温金散　治肺嗽恶寒，发热唾痰，皮毛焦燥。

甘草炒　黄芩炒　桑白皮炒　防风各一两　杏仁二十七粒①，制
人参　茯苓各半两　麦门冬三钱

上前五味，用米泔浸一宿，晒干，入人参等三味，每服三钱，入蜡一豆大，水煎。

桔梗饮子　治心气不足，解倦溢血，或喘嗽痰甚。

桔梗炒　甘草炒　黄芪炒　人参　麦门冬各一钱　青皮三分

上用水煎服。

治咽喉痛。

百药煎去黑皮　硼砂　甘草　生白矾等分

上为末，每服一二钱，食后用米饮调，细呷咽之。

含化丸　治肺间邪气，胸中积血作痛，失音痰喘。

蛤蚧一双，去足，炙　诃子去核　阿胶粉炒　麦门冬去心　细辛
甘草炒　生地黄各半两

---

① 二十七粒：《校注妇人良方·二十四种蒸病论》作"二十粒"。

上为末，蜜丸芡实大，食后含化一丸。

河车丸 治一切劳瘵虚损、骨蒸等疾。

紫河车一具，初生男胎者尤良，洗净杵煨。本草云：人肉治瘵病，胞衣主劳损，面黚①皮黑，诸疾瘦悴 白茯苓半两 人参一两 干山药二两

上为末，面糊和，入河车，加三末，丸梧子大。每服三五十丸，空心，米饮下。嗽甚，五味子汤下。

补肺汤 治劳嗽，五脏亏损，晡热发热，盗汗自汗，唾痰喘嗽。

桑白皮炒 熟地黄各一钱 人参 紫菀 黄芪炙 五味子炒，各五分

用水煎，入蜜少许，食后服。

养正膏 治传尸出汗，取虫辟邪②。

鳖甲一两，醋炒 青蒿一握 淡豆豉三七粒 葱白两茎 安息香一分，研 桃柳 桑枝各七茎 天灵盖用七豆大一片，酥炙 桃仁四十九个，去皮尖，双仁

上隔夜，以水一升，浸至五更，煎至半升，入童便半升，煎取四合，调槟榔、麝香末各一钱，日高时顿服。以衣覆十指，汗出如藕丝，泻下如虫状。甚者旬日再服。

阿胶丸 治劳嗽出血，咯血，发热晡热，口渴盗汗。

阿胶炒 生地黄 卷柏叶 山药炒 大蓟根 五味子杵，炒鸡苏各一两 柏子仁炒 人参 防风 麦门冬去心，各半两

上为末，炼蜜丸弹子大。每服一丸，细嚼，麦门冬煎汤下。

四君子汤加秦艽、黄蜡，水煎服尤妙，治劳嗽咯血。

---

① 黚（gǎn 感）：脸上的黑色斑点。

② 邪：原无，据《校注妇人良方·二十四种蒸病论》补。

神授散　治传尸虫，用川椒二斤去核，并合口者，炒为末，每服一钱，面糊丸，空心米饮下，服尽见效。

苏合香丸治传尸骨蒸，劳瘵痎痒，鬼气心痛。

骨蒸劳①

夫骨蒸劳，由积热附于骨而名也，亦曰传尸、殗殜、复连、无辜，其名不一。此病皆由脾胃亏损所致，其形羸瘦，腹胀泄痢，肢体无力。传于肾，则盗汗不止，腰膝冷痛，梦鬼交侵，小便赤黄。传于心，则心神怔悸，喜怒不时，颊唇赤色，乍寒乍热。传于肺，则胸满短气，咳嗽吐痰，皮肤甲错。传于肝，则两目昏暗，胁下妨痛，闭户忿怒。五脏既病，则难治疗。

此症多因经行胎产，或饮食起居、七情而伤肝脾之所致，又或失于调摄，或过于攻伐而成。东垣先生云：发热之症，肺热者，轻手乃得，微按全无，日西犹甚，乃皮毛之热。其症喘嗽寒热，轻者用泻白散，重者凉膈散、白虎汤、地骨皮散。心热者，微按之，皮肤之下，肌肉之上，轻手乃得，微按至皮毛则热少，加力按之则全不热，是热在血脉也，日中太甚。其症烦心心痛，掌中热而哕，用黄连泻心汤、导赤散、朱砂安神丸。脾热者，轻手扪之不热，重手按至筋骨又不热，不轻不重，在轻重之间，此热在肌肉，遇夜犹甚。其症怠惰嗜卧，四肢不收，无气以动，用泻黄散。肝热者，按之肌肉之下，至骨之上，寅卯时犹甚。四肢满闷，便难转筋，多怒多惊，筋痿不能起于床，用泻青丸、柴胡饮。肾热者，轻手重按俱不热，加重手按至骨分，其热蒸手如火。其症骨苏如虫蚀，困热不能起于床，用滋肾丸。此治实热之法也。窃谓：肺经虚热者，用人参补肺汤。

---

① 劳：原无，据目录及正文补。

脾气虚而不能生肺者，用六君子汤。脾热遗于肺者，用三黄丸。心经虚热者，用天王补心丹①。命门火衰不能生土者，用八味丸。肝虚不能生心者，用补肝散。肾克心者，用附子理中汤。脾经虚热者，用人参黄芪散。土克水者，用承气汤。脾不能培肝者，用六君子汤。元气下陷及金不能生水者，俱用补中益气汤。肺克肝及肾经虚热与肾不能生肝者，俱用六味丸。

血风劳气_{附冷劳热劳}

妇人血风劳症，因气血素虚，或产后劳伤，外邪所乘，或内有宿冷，以致腹中疼痛，四肢酸倦，发热自汗，月水不调，面黄肌瘦，当调补肝脾气血为主。按：东垣云：喜怒不节，起居不时，有所劳伤，皆损其气，气衰则火旺，火旺则乘其脾土，脾主四肢，故困热懒言，动作喘乏，表热自汗，心烦不安。当病之时，宜安心静坐，存养其气，以甘寒泻其热气，以酸味收其散气，以甘温补其中气。经言：劳者温之，损者温之。《要略》云：平人脉大为劳，以黄芪建中汤治之。

妇人冷劳，属血气不足，脏腑虚寒，以致脐下冷痛，手足时寒，月经失常，饮食不消，或时呕吐，恶寒发热，骨节酸疼，肌肤羸瘦，面色萎黄也。按：此症有内外真寒，然有内外真热，亦有内真热而外假寒者，亦有内真寒而外假热者。若饮食难化，大便不实，肠鸣腹痛，饮食畏寒，手足逆冷，面黄呕吐，畏见风寒，此内外真寒之症也，宜用附子理中汤以回阳，八味地黄丸以壮火。若饮食如常，大便坚实，胸腹痞胀，饮食喜冷，手足烦热，面赤呕吐，不畏风寒，此内外真热之症也，宜用黄连

---

① 天王补心丹：《校注妇人良方·妇人骨蒸痨方论》作"补心汤"。

解毒汤以消阴①，六味丸以壮水。若饮食如常，大便坚实，胸腹痞胀，饮食喜寒，手足逆冷，面黄呕吐，畏见风寒，此内真热而外假寒也，亦用解毒汤、六味丸。若饮食少思，大便不实，吞酸嗳气，胸腹痞满，手足逆冷，面赤呕吐，畏见风寒，此内真寒而外假热也，亦用附子理中汤与八味丸。当求其属而治之。经曰：益火之源以消阴翳，壮水之主以制阳光。使不知真水火之不足，泛以寒热药治之，则旧疾不去，新病复生矣。夫所谓属者，犹主也，谓心肾也。求其属也者，言水火不足，而求之于心肾也。火之源者，阳气之根，即心是也。水之主者，阴气之根，即肾是也。非谓火为心，原于②肝，水为肾，主于③肺也。大抵寒亦抑心，热亦强肾，在治者审之。

妇人热劳，由心肺壅热，伤于气血，以致心神烦躁，颊赤头疼，眼涩唇干，口舌生疮，神思昏倦，四肢壮热，饮食无味，肢体酸疼，心忪盗汗，肌肤日瘦，或寒热往来。当审其所因，调补气血，其病自愈矣。按：此症乃壮火食气，虚火煎熬真阴之所致也。王太仆云：如大寒而甚，热之不热，是无火也。热来复去，昼见夜伏，夜发昼止，是无火也，当治其心。如大热而甚，寒之不寒，是无水也。热动复止，倏忽往来，时动时止，是无水也，当助其肾。心盛则生热，肾盛则生寒。肾虚则寒动于中，心虚则热收于内。若肝脾血虚，用四物、参、术。肝脾郁怒，小柴胡合四物汤。脾胃气虚，补中益气汤。肝脾血虚，加味逍遥散。肝经风热，加味小柴胡汤。心经血虚，天王补心丹。肺经气虚，人参补肺汤。肝经血虚，加味四物汤。大抵午

---

① 消阴：《校注妇人良方·妇人冷劳方论》作"清热"。
② 原于：《校注妇人良方·妇人冷劳方论》作"原为"。
③ 于：《校注妇人良方·妇人冷劳方论》作"为"。

前热属气分，用清心莲子饮；午后热属血分，用四物、参、术、丹皮。热从左边起，肝火也，实则四物、龙胆、山栀，虚则四物、参、术、黄芪。热从脐下起，阴火也，四物、参、术、黄柏、知母酒拌炒黑、五味、麦门、肉桂。如不应，急用加减八味丸。不时而热，或无定处，或从脚心起，此无根虚火也，用加减八味丸，及十全大补汤加麦门、五味主之。

客 热

妇人客热，由元气虚而外热乘之，以致口燥心烦，四肢壮热，肌肉消瘦。治法当审其因而调补之。按：此症若客邪所侵，用补中益气加川芎、防风。肝虚血少，六味地黄丸。胃火饮冷，钱氏泻黄散。胃虚饮汤，七味白术散。潮热时热，八珍汤。晡热内热，逍遥散。发热体倦，补中益气汤。恚怒发热，小柴胡汤。郁怒发热，加味归脾汤。寅卯酉戌时热，升阳益胃汤。

寒 热

经曰：阳不足则先寒后热，阴不足则先热后寒。皆由劳伤气血，阴阳不调，寒热如疟也，当分气血虚实而治之。若寸口脉微，名曰阳不足，则阴气上入于阳中，用补中益气汤。若尺部脉弱，名曰阴不足，则阳气下陷入阴中，用益阴肾气丸。若因气血俱虚，用八珍汤。若因怒动肝火，用小柴胡汤。若阴阳俱不足，则气血不归其本部，以致寒热交争也。

寡妇寒热如疟

褚氏①论云，师尼寡妇，独阴无阳，欲心萌而不遂，是以

---

① 褚氏：褚澄，字彦道，南北朝时期阳翟（今河南）人，著有《褚氏遗书》一卷。

恹恹成病，以致乍寒乍热，而类疟状，久则为劳。又有经闭白
淫、痰逆头风、膈气痞闷、面黚瘦瘠等证，皆寡妇之病。诊其
脉，独肝脉弦，出寸口而上鱼际，皆血盛而致。经云：男子精
盛则思室，女人血盛则怀胎。观其精血，思过半矣。按：此症，
若肝脉弦出鱼际，用生地黄丸。血虚，佐以四物汤。若兼怒动
肝火而寒热，佐以加味逍遥散。若亏损肝经而寒热，佐以八珍
汤。若亏损元气而寒热，佐以补中益气汤。若郁伤脾气而寒热，
佐以济生归脾汤。

恶寒附烦闷

妇人恶寒，有阴阳二证。发热而恶寒者，发于阳也；无热
而恶寒者，发于阴也。发于阳者，脉浮数，宜解表；发于阴者，
脉沉细，宜温里。凡恶寒，不可过覆衣被及近火热。若寒热相
搏，令人寒甚。若寒气入腹，血室结聚，最难治疗。若怠惰嗜
卧，洒淅恶寒，乃阳不能伸发，用升阳益胃汤。若劳伤形气而
恶寒，乃无阳以护卫，用补中益气汤。若饮食伤脾胃而恶寒，
乃元气虚损，用六君子汤。若加烦躁妄言，或欲饮水，仍服前
剂，但加姜、桂。若体倦烦渴，头痛自汗，用补中益气加五味、
麦门。东垣云：昼则发热恶寒，是阴气上溢于阳分也。夜中恶
寒，是阴血自旺于阴分也。海藏云：六月大热之气，反得大寒
之症，当舍时从症，治以姜、桂之类。丹溪云：久病恶寒，乃
痰郁于脾，抑遏阳气，不得外泄，治当解郁。

妇人血风烦闷，由劳伤气虚，而风邪乘之，血气不和，以
致肢节热疼，口干不卧而烦闷也。当调补元气为主，以赤芍药
散治之。按：此症，多属肝脾血虚发热，当参照前寒热方论
主治。

血风攻脾不食

夫脾为中州，意智之脏也，诸经皆赖其养，与胃为表里。胃主司纳，脾主腐化，若劳伤真气，外邪乘之，诸症生焉。经云：胃乃脾之刚，脾乃胃之柔。伤胃则脾无所禀受，伤脾则不能为胃运化，是以脾胃为之表里，藉饮食以滋养百脉者也。此症若饮食所伤，六君子汤。劳役所伤，补中益气汤。若风寒所伤，用人参理中汤。木旺乘土，六君子加柴胡。呕吐腹痛，或大便不实，前汤加木香。胸膈虚痞，或肚腹不利，六君子汤。郁怒伤损肝脾，归脾汤。命门火衰，八味丸。仍审诸经错杂之邪而治之。假如不能食而肌肉削，乃脾胃经本病。右关脉缓而弱，乃脾胃之本脉。若见弦紧，或四肢满闷，淋溲，便难，转筋，此肝之脾胃病也。若兼洪大，或肌热烦热面赤，此心之脾胃病也。若兼浮涩，或气短而喘急，咳嗽痰盛，此肺之脾胃病也。若兼沉细，或善恐善欠，此肾之脾胃病也。各当于本经药中，加兼症之药。此东垣先生之治法也。

梦与鬼交

人禀五行秀气而生，乘五脏神气而养。若调理失节，血气虚衰，则鬼邪干其正，隐避而不欲见人，时独言笑，或时悲泣，是其候也。脉息迟伏，或如鸟啄，或绵绵而来不知度数，面颜不变，是其候也。多由七情亏损心血，神无所护而然也。宜用安神定志丸、茯神散、辟瘟丹等药，则正气复而神自安。若脉来乍大乍小、乍短乍长，亦为鬼祟也，宜灸鬼哭穴以患人两手拇指相并，用线紧扎，当合缝处半肉半甲间灼艾灸七壮。若果是邪祟病者，自乞求免灸，云：我自去矣。

伤寒伤风

伤寒之症，若气口脉紧盛，即下之；人迎紧盛，即汗之；

左关浮紧，亦当发其汗。若犯胃热，谵语喜忘，小腹满，小便自利，用抵当汤。胃实谵语，用承气汤。脉紧无汗名伤寒，脉缓有汗为伤风。热病脉洪大为中暑，用香薷饮，脉细弱为中暍，用白虎汤。伤寒，先服黄龙汤，不分男女。但妊娠用药宜清凉，不可轻用桂枝、半夏、桃仁、朴硝等类。凡用药，病稍退则止，不可尽剂，此其大略①。按：此症当宗仲景先生治法，但胎前产后须以安胎补益为主，须临症审之。

热入血室

妇人伤寒伤风发热，经水适来，昼则安静，暮则谵语，有如疟状，此为热入血室。治者无犯胃气及上二焦，宜服小柴胡汤。若脉迟身凉，当刺期门穴，下针病人五吸，停针良久，徐徐出针。凡针期门穴，必泻勿补，肥人二寸，瘦人寸半也。按：此症若因劳役，或怒气发热，适遇经行，而患前症者，亦用小柴胡加生地黄治之。血虚，用四物加柴胡。若病既愈而热未已，或元气素弱，并用补中益气汤。脾气素郁，用济生归脾汤。血气素虚，用十全大补汤。

咳嗽附用②温药方论

夫肺为四脏之华盖，内统诸经之气，外司腠理皮毛，若外邪入于肺中，故令咳嗽。当以脉息辨之，浮而弦者起于风，濡而弱者起于湿，洪而数者起于热，迟而涩者起于寒。风者散之，湿者燥之，热者凉之，寒者温之，虚者补之。按：丹溪云：春是木气上升，夏是火气炎上，秋是湿热伤肺，冬是风寒外来。当发散、行痰、开腠理，用二陈汤加麻黄、桔梗、杏仁。痰饮，

---

① 此其大略：《校注妇人良方·妇人伤寒伤风方论》作"此为大法"。

② 用：原无，据目录补。

随症加药。劳嗽，宜四物加竹沥、姜汁。干咳嗽，难治，此症乃痰郁火邪也，用苦梗开之。夏用补阴①降火，不已则成劳。上半日多嗽者，胃火也，用贝母、石膏。午后嗽者，阴虚也，用四物加炒黑黄柏、知母。黄昏嗽者，火气浮于肺也，用五味子、五倍子。五更嗽者，饮食之火流于肺也，以贝母、软石膏。肺胀而嗽，或左或右不得眠，此痰挟瘀血气滞而病，宜养血疏肝清痰，用四物加桃仁、诃子、青皮、竹沥之类。嗽而胁下痛，宜疏肝气以青皮。挟痰实者，白芥子之类。血碍气作嗽者，桃仁、大黄、姜汁丸服。治嗽多用生姜，以其辛散故也。痰因火动，逆上作嗽者，先治火，次治痰，以知母止嗽清肺，滋阴降火。夜嗽用清阴分之剂。若嗽多，用粟壳，不必疑，但要去病根，此乃收后②药也。午前嗽属胃火盛，用竹叶石膏汤。胃气虚，用补中益气加炒山栀。午后嗽，属阴血虚，用四物、黄柏、知母二味酒拌炒黑。肾水虚，用六味地黄丸。黄昏嗽，用四物、五味、麦门，并前丸。五更嗽，用六君子汤。不得眠及两胁下痛，用六味地黄、补中益气。若因气虚，腠理不密，六淫所侵，当祛外邪而实脾③土。若因心火太过，当伐肝木而滋肺金。若因肺金气虚，当补脾土而生肺气④。若因肾水亏损，虚火炎上，当补肺肾以滋化源。大抵风邪胃火，此实热为患，易治。惟肺肾亏损，此真脏为患，最难调治。

经曰：微寒为嗽，寒甚为肠澼。古人立方，多用干姜、桂

---

① 阴：原无，据《校注妇人良方·妇人咳嗽方论》补。
② 后：《校注妇人良方·妇人咳嗽方论》作"敛"。
③ 脾：原作"肝"，据《校注妇人良方·妇人咳嗽方论》改。
④ 若因心火……生肺气：此二十八字原无，据《校注妇人良方·妇人咳嗽方论》补。

心、细辛之属。若热在上焦而嗽，虚则为肺痿，实则为肺痈。或因气血不足，或因酒色厚味，或因重亡津液，燥气焚金，故脉数发热，咳嗽脓血，宜辛温建中之属，若用柴胡、鳖甲、门冬、葶苈等药则误矣。按：丹溪云：阴分嗽者，多属阴虚肺胀，不得眠者难治。肺痿，专主补气养血清金。肺气有余者，宜泻之，以桑白皮为主，半夏、茯苓佐之，泻其有余，补其不足。肺燥者，当润之。属热者，桔梗、大力子、知母、鸡子清。声哑者属寒，细辛、半夏、生姜。肺虚者，人参膏、阿胶为主。阴不足者，六味地黄为要药，或知母茯苓汤。阴虚气喘，四物加陈皮、甘草，以降其气，补其阴。按：此症，嗽而鼻塞声重，风邪伤肺也，用参苏饮。面赤喘嗽，火克肺也，人参平肺散。寒热交作，肝气不和也，四君子加知母、柴胡、桔梗。咳喘短气，肺虚也，人参补肺汤。体倦少食，脾虚也，参术补脾汤。口干咽燥，虚火上炎也，六味丸。大凡发热喘嗽，或咳唾脓血，饮食不入，急补脾肺、滋肾水，多有得生者。脉浮大而面色赤者皆难治，脉浮短涩者可疗。

劳　嗽

经曰：感于寒，微则为咳，甚则为泄。盖肺主气，合于皮毛，邪伤皮毛，则咳为肺病。传于各脏，以时受邪。肺为嫩脏，邪易伤而难治。其嗽有肺、心、脾、肾、肝、风、寒、支、饮、胆之十种。亦有劳嗽者，华佗谓之邪嗽，孙真人谓之注嗽。此因酒色过度，劳伤肺经，重者咯唾脓血，轻者时发时瘥。或先呕血而后嗽，或先咳嗽而后①吐血。此又挟邪传疰，孙真人用通气丸。梦与鬼交，用四满丸、蛤蚧、天灵盖、桃柳枝、安息

---

① 后：原无，据文义补。

香之类。若肺中有虫，入喉痒嗽，须以药含化，其虫即死，嗽即止。按：仲景先生云：咳而两胁痛，不能转侧，两胠①满，属于肝脏，用小柴胡汤。咳而呕苦水，属胆腑，黄芩半夏生姜汤。咳而喉中如梗状，甚则咽肿喉闭，属心脏，桔梗汤。咳而大便矢气，属小肠腑，芍药甘草汤。咳而右胠痛，阴引肩背，甚则不可动，动则咳剧，属脾脏，升麻汤。咳而呕，呕甚则出长虫，属胃腑，乌梅丸。咳而喘息有声，甚则唾血，属肺脏，升麻汤。咳而失屎，属大肠腑，麻黄附子细辛汤。咳而遗溺，属膀胱，茯苓半夏汤。咳而不止，三焦受之，其状腹满，不食，涕唾，面目浮肿，气逆，异功散。用之对证，其效如神。仍参前方论看。

喘　满

岐伯曰：夜行则喘出于肾，淫气病肺。有所堕恐，喘出于肝，淫气害脾。有所惊恐，喘出于肺，淫气伤心。度水跌仆，喘出于肾与骨。皆因外邪所感而致。太阳病，则脉浮无汗而喘，用麻黄汤。阳明病，则汗出腹满，喘而潮热，承气汤。表邪未解，喘促汗出，葛根黄芩汤。微喘，桂枝厚朴杏仁汤。汗出而喘，麻黄杏子甘草石膏汤。表邪未解，小青龙汤去麻黄加杏仁。感寒伏热而喘，九宝汤。气郁痰盛喘促，四七汤。涎多而喘，千缗汤。不得卧而喘，神秘汤。寒热喘咳，枣膏丸。上气喘促，神授汤。上盛下弱，吞黑锡丹。若四肢逆冷，脉息沉细，或寸大尺小，胸胀冷汗，大便频数，上气喘促，此虚极挟寒之阴症，急用返阴丹。按：东垣云：肺金受邪，由脾胃虚弱，不能生肺，

---

① 胠（qū区）：原作"脚"，据《校注妇人良方·妇人咳嗽方论》改。腋下胁上处。

乃所生受病，故咳嗽、气短、气上，皮毛不能御寒，精神少而渴，情惨不乐，皆阳气不足，阴气有余也。治法：若肺气虚弱，用四君、枳壳、半夏。脾虚不能生肺，补中益气汤。七情气结，四七汤。脾经郁结，归脾汤。脾气虚弱，人参补肺散。肺经火盛，人参平肺散。肾水败浊，六味丸。真阳虚损，八味丸。或兼小便不利，为害尤速，非二丸不能救。仍与前方论参看。

风痰积饮咳嗽①

妇人脾胃虚弱，风邪外侵，以致痰滞咳嗽，眼昏头眩。经云：九窍不利，肠胃之所生也。无择云：凡属风热，三生饮、化痰丸。属寒冷，金沸草散。属暑热，消暑丸。属气郁，四七汤。在上，瓜蒂散吐之。在下，控涎丹利之。仍观人之勇怯，脉之虚实。按：此症，若肝经恚怒，用小柴胡汤。肝经风热，用钩藤散。肝肾气虚，用川芎散。脾经郁结，用济生归脾汤。郁怒伤肝脾，用加味逍遥散。脾虚痰逆，用白术半夏天麻汤。脾气虚弱，用六君子、益气散。肺气郁滞，用二陈、贝母、桔梗。阴亏水泛，六味地黄。肾虚阴火，加减八味丸。肾虚火不归源，八味地黄丸。仍与前方六论参看。

心胸嘈杂

妇人嘈杂，此脾胃郁火，痰滞血液泪汗而成。用猪血炒食之，乃以血导血，而使之归源尔。旋覆花汤尤善。若因食郁，用六君、山楂、山栀。若因胃热，用二陈汤、炒芩、连。若因六郁，用越鞠丸。若因气滞，用四七汤、桔梗、枳壳。大抵此症属病气元气俱不足，须用六君为主，少佐以治痰之药。若以

---

① 咳嗽：原作"嗽咳"，据目录乙转。

火治之，必变吞酸中满。

呕 吐

妇人呕吐，良由脾胃不调，外邪乘之，或胃中虚冷，或胃口有热，或中脘停痰，或胃经血弱。治法：胃冷者，丁香散、理中丸。胃热者，小柴胡汤、竹茹汤。胃虚者，藿香正气散。停痰者，半夏茯苓汤、二陈汤。血虚者，十全大补汤加陈皮、半夏、藿香。按：东垣先生云：此症内有故寒，与新谷俱入于胃，新故真邪相攻，气并相逆，复出于胃，故为哕，补手太阴，泻足少阴。又云：胃因气逆为哕。夫呕、吐、哕者，俱属于胃，以其气血多少为异耳。如呕者，阳明也，阳明多血多气，故有声有物，血气俱病也。仲景云：呕多虽有阳明症，慎不可下。孙真人云：呕家多服生姜，为呕家之圣药也。气逆者，必散之，故以生姜为主。吐者，太阳也，太阳多血少气，故有物无声，为血病也。有食入则吐，以橘皮去白主之。哕者，少阳也，多气少血，故有声无物，乃气病也，以姜制半夏为主。若脾胃虚弱，寒邪所客，饮食所伤者，用六君子、丁香、藿香、生姜之类。若胃中有热，膈上有痰，用二陈、山栀、黄连、生姜。若久病胃虚，呕而不纳谷者，用生姜、参、术、黄芪、香附之类。亦有痰隔中焦，食不得下者，有气逆而呕者，有气郁于胃口，有食滞于心肺之分而复出者，有胃口有火与痰而呕者。若注船大吐，渴饮水者即死，童便饮之最妙。前论云：血不归源而呕，用十全大补汤。诚发前人之未发，愚常用屡效。

霍 乱

论曰：呕吐而利者，名霍乱也。因肠胃虚弱，饮食过度，触冒风冷，清浊相干所致。或先腹痛而吐，或先吐而痛，或吐利并作，当分寒热而治之。饮冷者，五苓散。饮汤者，理中丸。四肢逆冷，脉微细者，用通脉四逆汤加猪胆汁。中暑霍乱，烦渴饮冷，转筋者，用香薷散。脉浮洪者易治，微迟者难治。按：贾元良先生云：暑者，相火行令也。夏月人感之，自口齿而入，伤心包络之经。其症头疼口干，面垢自汗，倦怠少气，或背寒恶热，甚者迷闷不省，或霍乱吐利，呕痰腹痛，或下血发黄生斑等症，治法清心火、利小便为主。若自汗热甚，用白虎汤。若头疼恶寒，用十味香薷散。泄泻烦渴，饮水吐逆，用五苓散。热甚烦渴，用益元散清之。若表解里热甚者，用黄连解毒汤。脉微下利，作渴喜温，或厥冷不省人事，宜竹叶石膏汤加熟附半枚冷饮，次以来复丹、五苓散治之。故东垣云：脾胃虚弱，遇夏月淫雨，身重短气，甚则四肢痿软，脚敧①眼黑，当滋肺气，以补水之源。是以五月常服五味子、人参、麦门冬之剂，为热伤元气故耳。丹溪所谓夏月伏阴在内也，盖人之腹属地，巳月六阳尽出于地之上矣，是人之阳气亦浮于肌表，散于皮毛，而腹中之阳虚矣。又加以凉台水馆，大扇风车，寒泉水果，冰凉之物，自内及外，不用温热，病所由生。陈无择云：凡中暍切不得用冷药，惟用温养，得冷即死。道途无汤，即以热土熨脐中，溺以热尿即苏，概可见矣。《内经》曰：脉虚身热，得之伤暑。《难经》云：伤暑得之为正邪，火自病也，当恶臭，其病身热而烦，心痛，其脉浮大而散。《伤寒论》曰：太阳中暍者，身热疼痛而脉微弱，或发热恶寒而脉微细芤迟。大抵寒伤形，热伤②气。盖伤气而不伤形，则气消而脉虚弱。故先哲立法，

---

① 敧（qī 七）：倾斜，歪向一边。

② 形热伤：原无，据《校注妇人良方·妇人霍乱方论》补。

夏月宜补，良有以也。前症若内有所积，外有所感，用二陈汤加减治之。或萝卜子捣碎，服而吐之。若饮米汤即死云云，同前论。若转筋不住，男子以手挽阴，女子以手牵乳近两边，此《千金》妙法也。干霍乱不得升降，死在须臾。当以盐汤吐之，后以二陈汤加川芎、苍术、防风、白芷、姜煎服。若登圊而不通，加枳壳①。若食水②果饮冷乘风霍乱，用六和汤倍加藿香。凡中暑而亡者，皆因元气虚弱而暑热乘之，以致泄泻阳气暴脱，实为阴寒之症，宜急补其阳气，庶得保生，缓则不救。其他执为暑热，投以寒药，鲜不误事。

翻胃吐食

按：《病机》云：此症有三，曰气、积、寒也，皆从三焦论之。上焦吐者，从于气。气者，天之阳也。其脉浮而洪，食已暴吐，渴欲饮水，大便燥结，气上冲胸发痛，其治法当降气和中。中焦吐者，从于积，有阴有阳，食与气相假为积而痛，其脉浮而匿，其症或先痛而后吐，或吐而后作痛，治法当以小毒药去其积，槟榔、木香行其气。下焦吐者，从于寒，地之道也。其脉沉而迟，其症朝食暮吐，暮食朝吐，小便清，大便秘而不通，治法当以毒药通其闭塞，温其寒气，大便渐通，复以中焦药和之，不令大便秘结而自愈也。王太仆③曰：食不得入，是有火也。食入反出，是无火也。又《发明》曰：噎者，六腑之所主，阳也，气也；塞者，五脏之所主，阴也，血也。二者皆由阴中伏火而作也。刘宗厚先生曰：若三焦传化失常所致，主

---

① 加枳壳：原无，据《校注妇人良方·妇人霍乱方论》补。
② 水：《校注妇人良方·妇人霍乱方论》作"瓜"，义胜。
③ 王太仆：即王冰，唐代医家，曾任太仆令，故称。

于气也；若血亏胃脘干槁所致，因于血也。塞，犹填塞不通之义，故《发明》有治幽门不通、噎塞不便通幽汤例。盖阳无阴不能通化，阴之失位而阳伏其中，传化不变，而反上行矣。故前症或由饮食、起居、七情，亏损脾胃，痰饮停滞，中气不运，当以补中益气汤为主。若郁结伤脾，用归脾汤加枳壳、桔梗。若恚怒伤肝，用小柴胡加栀、苓、参、术。脾气虚弱，用六君加山栀、枳壳。气血俱虚，用八珍汤加山栀、半夏。若用行气之药，胸膈痞闷，用六君、芎、归之类。若过用香燥之剂，而大便结燥，用四物、参、术之类。若饮食不能入，用六君、山栀、吴茱萸、制黄连。若食入而反出，用六君、炮姜、白豆蔻、黄连、制吴茱萸。若痰滞而食反出，用六君、枳壳、桔梗。若饮食少思，大便不实，胸膈痞闷，吞酸嗳腐，食反不化，是为脾胃虚寒，用东垣固真丸或八味丸①。若发热烦热，身恶风寒，腹畏热食，或手足俱冷，胸满腹胀，是内真寒外假热，用神效附子丸或八味丸。大凡呕吐善食，喜饮冷水，是为有火。呕吐少食，喜饮热汤，是为无火。当审其因而治之。

血　膈

按：前症，若气逆而血滞，用流气饮。若恚怒而血逆，用小柴胡、山栀、丹皮。血虚，用四物、参、术、柴胡、山栀、丹皮。若郁结而血伤，用加味归脾兼加味逍遥散。脾虚不能生血，用六君、归、芎。胃虚不能生血，用益气汤。若肝虚而不能藏血，用补肝散，如不应，兼以六味丸。若因脾肺虚，用补中益气汤，如不应，用六君子汤。

---

① 或八味丸：原无，据《校注妇人良方·妇人翻胃吐食方论》补。

鼻血吐血

妇人气血调和，则循环经络。若劳伤元气，阴虚火动，气逆于肺，则血随鼻而衄，产后尤不可治。陈无择曰：亦有因怒气而得者。赵恭人鼻衄，先用苏合香丸四粒，次用五苓散浓煎，用茅花汤调服即止，又用芎归汤调理而安。一富男鼻血，六脉洪数，讯之，云曾服丹药，遂用芩、连、大黄为末，水调服解之而止。按：此症若热郁于胃经，用犀角地黄汤；若伏暑于内，用黄连香薷饮；若大怒血蓄于上，用小柴胡汤。若脾损不能摄血归源，用归脾汤。大凡杂症见血，多因阴分郁热，或内有所伤，皆属五志所动。经曰：诸见血，身热脉大者，难治，是火邪胜也；身凉脉静者，易治，是正气复也。仍与后症同用。

夫吐血者，因脏腑伤损所致。夫气血外行于经络，内荣于脏腑。若六淫七情，饮食起居，有所损伤，行失常道，逆则吐血也。若脾经郁热，亦用犀角地黄汤。脾胃伏暑，用黄连香薷饮。心脾郁热，用生地黄汤。心气耗损，用茯苓补心汤。脾气劳伤，用鸡苏散。思虑伤脾，用归脾汤。暴怒肝火，用加味小柴胡汤。久怒肝伤，六味地黄丸。脾肺虚热，用麦门冬饮。肝肾虚热，用六味地黄丸。气血俱虚，用十全大补汤。经云：肺朝①百脉之气，肝统诸经之血。必用甘温之剂，补其阳气，使血归其经。如大吐血病，毋论其脉，急用独参汤救之。若潮热咳嗽而脉数者，元气虚而假热之脉也，皆由脾胃先损，须用人参之类。本草云：人参治脾胃不足，补中温中，泻脾肺中火。东垣先生云：脾胃虚者，心火②亢甚而乘土位，肺气受邪，须

---

① 肺朝：原作"脾调"，据《校注妇人良方·妇人吐血方论》改。
② 火：原作"血"，据《校注妇人良方·妇人吐血方论》改。

用黄芪最多，人参、甘草次之。脾胃一虚，肺气先绝，故用黄芪以益皮毛而闭腠理。尝治气血虚弱，用十全大补最善。若用寒凉止血，胃气反伤，无不致祸。

痃癖诸气

妇人痃癖，因元气虚弱而邪气积聚。盖痃者，在腹内近脐左右，有筋脉急痛，如臂如指如弦之状；癖者，僻，在两肋之内①，有时而痛。皆阴阳不和，经络痞膈，饮食停滞，冷气固结而成。七情失宜，亏损脏腑，气血乖违，阴络受伤，循行失度所致。罗谦甫先生曰：养正邪自除。必先调养，使荣卫充实。若不消散，方可议下。但除之不以渐，则必有颠覆之害。若不守禁忌，纵嗜欲，其有不丧身者鲜矣。初如鸡蛋，渐大至四寸。经水不通，肢体消瘦，齿颊似疮，脉洪数而虚，乃肝脾郁结之症，外贴阿魏膏。午前服补中益气，午后服加味归脾汤，或用芦荟丸，空心以逍遥散下，日晡以归脾汤下。内热寒热，胸膈不利，饮食不甘，形体日瘦，此脾土不能生肺金，肺金不能生肾水，肾水不能生肝木。当滋化源，用补中益气、六味地黄丸。痃癖冷风，心腹作痛，用麝香丸。经来腹先作痛，用七气汤送来复丹，并治痃癖立效。

疝瘕②附八瘕论

妇人疝瘕之病，由饮食不调，血气劳伤，或胎产经行，风冷相搏所致。盖疝者，痛也；瘕者，假也。脉弦急者生，虚弱者死。尺脉涩浮牢，为血实气虚。腹痛，逆气上行，此为胞中

---

① 内：《校注妇人良方·妇人痃癖诸气方论》作"间"。
② 瘕：原作"癖"，据《校注妇人良方·妇人疝瘕方论》改，下同。

有恶血，久则径成癥①也。按：子和先生云：遗溺、闭癃、阴痿、脬痹、精滑、白淫，皆男子之疝也。若血涸月事不行，行后小腹有块，或时动移，前阴突出，后阴痔核，皆女子之疝也。但女子不谓之疝，而谓之瘕。小腹痞胀，小便时下白带，此肝经湿热下注，用龙胆泻肝汤。小腹胀痛，小水不利，或胸乳作痛，或胁肋作痛②气逆，此肝火之血郁伤于脾，用四物、柴胡、青皮、玄胡索、木香。小腹痞闷，小便不利，内热，体倦懒食，用八珍汤加柴胡、山栀、龙胆草。疝瘕胁痛，用干漆散。若疝瘕寒气不散痛甚，以燔葱散或用丹溪定痛散。

妇人脏腑调和，经脉循环，则月水以时，故能生子③而无病。若乘外邪而合阴阳，则小腹④、胸胁、腰背相引而痛，月事不调，阴中肿胀，小便淋沥，面色黄黑，则瘕生矣。八瘕者，黄、青、燥、火⑤、脂、狐、蛇、鳖是也，《千金》《外台》言之详矣。经曰：气主虚⑥之，血主濡之。若血不流，则凝而为瘕也。瘕者，中虽硬而忽聚忽散，多因六淫七情，饮食起居，动伤脏腑而成，当与痃癖诸证治同，慎不可复伤元气。

腹中瘀血

妇人腹中瘀血者，由月经闭积，或产后余血未尽，或风寒滞瘀，久而不通⑦，则为积聚癥瘕矣。此症若郁结伤脾，用加味归脾汤。若恚怒伤肝，用加味逍遥散。若产后恶露，用失笑

---

① 径成癥：《校注妇人良方·妇人疝瘕方论》作"结成瘕"。
② 痛：《校注妇人良方·妇人疝瘕方论》作"胀"。
③ 故能生子：原无，据《校注妇人良方·妇人八瘕方论》补。
④ 腹：原作"便"，据《校注妇人良方·妇人八瘕方论》改。
⑤ 火：《妇人大全良方·妇人八瘕方论》》作"血"，义胜。
⑥ 虚：《校注妇人良方·妇人八瘕方论》作"煦"，义胜。
⑦ 通：《校注妇人良方·妇人腹中瘀血方论》作"消"。

散。若肝脾亏损，用六君、柴胡，以补元气为主。胃气虚弱，用益气汤加茯苓、半夏为主。大凡腹中作痛，畏手按者，此内有瘀血。若形体如常，属病气①元气俱实，用桃仁承气汤直下之。若痛而肢体倦怠，饮食少思，此脾胃受伤，属病气有余，元气不足，用当归散调和之。若痛而喜手按腹，形体倦怠，饮食少思，此形气病气俱不足，用六君、炮姜、芎、归纯补之。若痛而大便不实，饮食难化，此脾胃虚寒，用六君、炮姜、肉果温补之。若痛而作呕少食，此脾胃虚弱，用六君、炮姜、藿香。若痛而呕吐不食，泄泻，用六君加姜、桂，若兼手足逆冷、自汗，更加附子。此症多有因攻伐而致者。

癥痞

妇人癥痞，由饮食失节，脾胃亏损，邪正相搏，积于腹中，牢固不动，故名曰癥。得冷则作痛，冷入子脏则不孕，入胞络则月水不通。此症若脾胃虚弱，用六君子加芎、归。若肝脾虚弱，用补中益气及归脾汤。若肝火郁滞，佐以芦荟、地黄二丸，外贴阿魏膏。患者须慎七情六淫、饮食起居。治者不时审察病机而药之，庶几有效。

食癥

妇人食癥，由脏腑虚弱，经行不忌生冷饮食，或劳伤元气所致。陈无择云：经不行者，宜先导之，然后固元气为主。此症若形气虚弱，须先调补脾胃为主，而佐以消导。若形气充实，当先疏导为主，而佐以补脾胃。若气壅血滞而不行者，宜用乌药散，散而行之。若脾气虚而血不行者，宜用四君、芎、归，

---

① 属病气：原作"病属"，据《校注妇人良方·妇人腹中瘀血方论》改。

补而行之。若脾气虚①而血不行者，宜用归脾汤，解而行之。若肝脾血燥而不行者，宜用加味逍遥散，清而行之。大抵食积痞块之症为有形。盖邪气胜则实，真气夺则虚，当养正辟邪，而积自除矣。虽然，坚者削之，客者除之，胃气未虚，或可少用。若病久虚乏者，不宜轻用。

积年血癥

妇人积年血癥，由寒温失节，脾胃虚弱，月经不通，相结盘牢，久则腹胁苦痛，宜用三棱煎主之。按：此症多兼七情亏损，五脏气血乖违而致。盖气主煦之，血主濡之，脾统血，肝藏②血，故郁结伤脾、恚怒伤肝者多患之。腹胁作痛，正属肝脾二经症也。罗谦甫先生云：养正积自除。东垣先生云：人以胃气为本。治法宜固元气为主，而佐以攻伐之剂，当以岁月求之。若欲速效，投以峻剂，反致有误。上七症方药，当互相参用。

血气心痛

妇人血气心痛，由脏腑虚弱，风冷所乘。盖心为诸脏之主，若心受伤，名真心痛，朝发夕死，夕发旦死。若心络伤，故痛发乍轻乍甚，而成斯症也。按：前症若寒邪所伤，温散之；饮食停滞，消导之；肝火妄动，辛平之；脾气郁结，和解之。气滞心腹撮痛，或月经不行，用琥珀散。血气刺痛，蠲痛散。血积心脾作痛，菖蒲丸。血气不行，心腹作痛，或行经③疼痛，

---

① 虚：《校注妇人良方·妇人食癥方论》作"郁"。

② 藏：原作"滞"，据《校注妇人良方·妇人积年血癥方论》改。

③ 经：原作"注"，《校注妇人良方·妇人血气心腹疼痛方论》同，据医理改。

月经不调，发热晡热，用没药散。破滞气，消饮食，开胃进食，消化痰涎，用木香枳术丸、木香化滞汤。仍与后六症参看，方药同用。

小腹疼痛

妇人小腹疼痛，由胞络伤冷，搏于血气，结于小腹，因虚发动，故痛也。按：此症若气寒血结，用威灵仙①散。气滞血凝，用当归散。肝经血虚，用四物汤加参、术、柴胡。肝经湿热，用龙胆泻肝汤。肝②脾气虚，用六君子汤加柴胡、芍药。肝脾虚寒，用六君子汤加柴胡、肉桂，若兼呕吐加木香，四肢逆冷再加炮姜。

两胁胀痛

妇人两胁胀痛，因脏腑虚弱，气血不调，风冷客于胞络，相搏壅塞故也。按：东垣先生云：胸腹作痛，口苦舌干，寒热往来，发呕发吐，四肢满闷，淋溲便难，腹中急痛，此肝木之妄行也。若暴怒伤血，用小柴胡、芎、归、山栀。气虚，用四物、参、术、柴、栀。若久怒伤气，用六君、芎、归、山栀。若气血俱虚，用六味地黄丸。若经行腹痛，寒热晡热，或月经不调，发热痰咳，少食嗜卧，体痛，用八珍、柴胡、丹皮。若胁胀发热，口渴唾痰，或小便淋沥，颈项结核，或盗汗便血，诸血失音，用六味丸。若两胁作胀，视物不明，或筋脉拘急，或面青、小腹痛，或小便不调，用补肝散。若概用香燥之剂，反伤清和之气，则血无所生，诸症作焉。丹溪先生云：右胁痛，用推气散、小龙荟丸、当归龙荟丸、控涎丹、抑青丸、十枣汤，

---

① 仙：原无：据《校注妇人良方·妇人血气小腹疼痛方论》补。
② 肝：原无，据《校注妇人良方·妇人血气小腹疼痛方论》补。

皆病气元气俱实之剂，用者审之。

心腹疼痛

妇人血气心腹疼痛，由脏腑虚弱，风邪乘之，真邪相搏，随气上下，故心腹作痛也。若气滞血瘀，用没药散。劳伤元气，用益气汤。肝脾郁结，用四七汤。怒动肝火，用小柴胡汤。肝脾血虚，用四物汤。脾肺气虚，用四君子汤。中气虚弱，用补中益气汤。气血俱虚，用八珍汤。心腹刺痛，胸膈饱满，用人参紫荆散。肝脾亏损，用补肝散。

心腹胀满

妇人心腹胀满，由心脾虚损，邪气乘之。此足少阴肾经之脉，起于足小指，贯肾①络膀胱，入肝肺，出络于心。若邪搏三经，并结于脾，脾虚则心腹胀满矣。按：此症脾胃虚痞，用六君子汤。脾胃气滞，胀满不食，用白术散。脾胃虚寒者，用人参理中汤。肺②气塞滞，用紫苏饮。宿食壅滞，用养胃汤。脾血虚痞，用四物加参、术。郁③结气滞者，用归脾汤。肝侮脾土，用六君、柴、芍。脾气壅滞，用平胃散。上六症当互前血癥方论参用。

小便淋沥不通 附胕转症

妇人淋沥，由肾虚而膀胱热也。盖膀胱与肾为表里，主于

---

① 肾：原无，据《校注妇人良方·妇人心腹胀满方论》补。

② 肺：此前原衍"郁"字，据《校注妇人良方·妇人心腹胀满方论》删。

③ 郁：原无，据《校注妇人良方·妇人心腹胀满方论》补。

水，行于胲①者，为小便也。若肾虚则小便频数，膀胱热则小便②淋沥，甚则不通，腹胀喘急，当速治之。此症若膀胱热结，用五淋散、导赤散。若脾肺虚热，用补中益气汤加山药、五味、麦冬。若脾经郁热，用加味归脾汤。若肺经郁火，用黄芩清肺饮。若肝经湿热，用龙胆泻肝汤。血虚，用加味逍遥散。血热淋沥，用鸡苏散。小便实热，用石苇汤。阴虚，用六味丸加柴胡、山栀。大抵不渴而不利者，热在下焦血分也，用滋肾丸。渴而不利者，热在气分也，用清肺饮。尺脉数而无力者，阴火盛而阳不能化也，用六味丸、滋肾丸为主。尺脉浮而无力者，阳气虚而阴不能生也，用加减八味丸、滋肾丸选用。

妇人胲转，或内热传搏于胞，或忍小便，气逆于内，以致小腹急痛，不得小便，甚者至死。不问男女，孕妇转筋③，小便不利，命在反掌，非八味丸不能救，或葱白散、滑石散、石苇汤。强忍小便，致胲转尿不利，困笃欲死者，滑石二两，乱发灰一两，共为末。每服三钱，桃皮一斤细切、熟杵，入水三盏，绞取汁调服。一方：加葵子、车前子各等分。

小便频数④

小便乃肾与膀胱主之，盖肾气通于阴，若二经虚而热乘之，则小便涩滞，虚则频数也。若肝经火动，用逍遥散加龙胆草、车前子。膀胱火动，六味丸加麦门、五味。肝肾湿热，龙胆泻肝汤。郁伤肝脾，加味逍遥散、加味归脾汤。肝脾肺气虚，补

---

① 胲：《校注妇人良方·妇人小便淋沥不通方论》作"肾"。

② 频数……小便：此八字原无，据《校注妇人良方·妇人小便淋沥不通方论》补。

③ 筋：《校注妇人良方·妇人转胲小便不利方论》作"胲"。

④ 频数：原作："数方"，据目录改。

中益气加麦门、五味。肝经血虚，加味逍遥散。肾气虚败，鹿茸散、缩泉饮，如不应，用八味丸。

遗尿失禁

经云：膀胱不利为癃，不约为遗溺。乃心肾之气，失其常度也。故有便^①道涩而遗者，有失禁而不知自遗者，亦有生产伤膀胱，不时而遗者，有脬寒脏冷，遗而不知者。注曰：膀胱为津液之府，水注由之。然足三焦脉实，约下焦而不通，则不得小便，足三焦脉虚，不约下焦，则遗溺也。《灵枢经》曰：足三焦者，太阳之别也，并太阳之正，入络膀胱，约下焦，实则闭癃，虚则遗溺。若肝肾虚热，挺孔^②痿痹，用六味丸，如不应，用加减八味丸。阳气虚惫，膀胱积冷，用鹿茸丸、秘元丹，如不应，用八味丸。脾气虚弱，不能禁止，用补中益气汤加山药、山茱、五味。若肺气虚寒，前汤加桂、附。一方：用鹿角镑炒为末，每服三钱，空心热酒调下。又方：鸡膍胵^③炙为末，每服三钱，空心酒调下。此症属虚热者多，真寒者少，治宜审察。

小便出血

心主于血，通行经络，循环脏腑。若得寒则凝涩，得热则妄行，失其常道，则溢渗于脬，则小便出血也。肝经血热者，加味逍遥散。怒气血伤者，加味逍遥散调送发灰。若肝经风热，用前散送子芩丸。气血俱虚者，八珍散送发灰。膏粱积热者，清胃散加槐花、甘草。风热伤胃者，四君子加防风、枳壳。胃

① 便：《校注妇人良方·妇人遗尿失禁方论》作"水"。
② 挺孔：指尿道口。
③ 鸡膍胵（píchī 皮吃）：即鸡内金。

气不能摄血者，补中益气汤。郁结伤脾，不能摄血者，济生归脾汤。

大便不通 附老弱风人①虚闭

夫大便不通者，由脏腑不调，寒热之气结于肠胃，或经水过多，内亡津液，宜用三和②散，或四物加青皮，或七宣丸、麻仁丸，选而用之。或大肠津血③干涸，或血虚火烁，不可计其日期，饮食数多，必待腹满胀，自欲去而不能者，乃用猪胆汁润之。若妄服苦寒辛散之剂，元气愈伤，或通而不止，或成中痞之症。大抵血虚火燥，用加味逍遥散。气血俱虚，用八珍汤。燥药伤血，用四物、连翘、甘草。克伐伤气，用四君、川芎、当归。内热作渴，饮汤，脉实，用竹叶黄芪汤。内热作渴，饮冷，脉涩，用四物送润肠丸。肝胆克脾土而不能输送，用小柴胡加山栀、郁李仁。肠胃气虚而不能传送，用补中益气加芍药、厚朴④。积热而秘结，用清胃散加芍药。其有热燥风燥，阳结阴结，皆不宜损中气，治者审之。

若老弱风人，津液短少，大便秘涩，用胡麻、杏仁、阿胶、皂角之类。每见用快利之药，大便虽通，精血复伤，反致他病。按：老弱若胃强脾弱，津液不得四布，但输膀胱，小便数而大便难者，用脾约丸。若阴血枯槁，内火燔灼，脾肺失传，大便秘而小便数者，用润肠丸。此丸若用之于热甚气实与西北禀厚

---

① 风人：血虚生风之人。
② 和：《校注妇人良方·妇人大便不通方论》作"脘"。
③ 血：《校注妇人良方·妇人大便不通方论》作"液"。
④ 朴：原作"味"，据《校注妇人良方·妇人大便不通方论》改。

者，无有不效。若用于东南及虚热而气血不足者，则脾愈弱而肠①愈燥，反致虚痞矣。此东垣先生之治法也。其搜风顺气丸，中贵及西北人用之多效，东南人用之恐反致害也。一方：治风人大便秘，用皂荚子三百粒，破作两片，慢火炒燥，入酥枣火又炒燥，又入酥，至焦黑为度，为末蜜丸桐子大，每服三十丸。煎蒺藜酸枣仁汤，空心下。良久未利，渐加至百丸为度②。

泄痢秘结

经云：春伤于风，夏必飧泄。盖木刑土也，土不能渗泄，则木气胜，故津液燥而秘，不可专以风治。张氏母，年七十，患痢频数，腰脚拘挛，百方不愈，用蒺藜、酸枣仁治之即愈。黄鲁直苦秘结，亦用前药而愈。故受症有不同也。按：此症，若因足三阴亏损，发热作渴，胸膈不利，饮食善消，面带阳色，脉洪而虚，肢体倦怠者，用补中益气汤、六味地黄丸。脾肺气虚，补中益气汤。脾经郁结，用加味归脾汤。气血俱虚者，八珍加肉苁蓉。肾经津液不足者，六味地黄丸。胃火消铄津液，竹叶黄芪汤。肝木侮脾土，小柴胡加山栀、郁李仁、枳壳。膏粱积热，清胃散加山栀、郁李仁、枳壳。若燥在直肠，用猪胆导之。或蜜导法、苏麻粥亦佳。

蜜导法 用好蜜四五两，石器中微火熬，不住手搅，候可丸，以蛤粉涂手，捏如指，长三寸许。入大孔③内，以手掩良

---

① 而肠：原无，据《校注妇人良方·妇人老弱风人便秘戒用利药方论》补。

② 一方……为度：此七十一字《校注妇人良方》在卷八"妇人泄痢秘结方论"中。

③ 大孔：指肛门。

久即通，未通再作。文潞公①泄利求速效，用石脂、龙骨等药，便秘累日甚苦。余告曰：此燥粪在直肠，药所不及，请以蜜导之，下结粪四五十枚而愈。

泄泻

泄泻，因肠胃虚冷而邪气乘之。经云：春伤于风，夏必飧泄。盖气②伤肝，肝木旺而克脾土，属外因也；若七情不平，脏③气受伤，属内因也；若饮食生冷伤脾，属不内外因也。大法寒者温之，热者凉之，滑者涩之，湿者燥之。按：此症若生冷所伤，用六君、木香、砂仁。辛热所伤，用二陈、炒连、山栀。面食所伤，用六君、神曲。米食所伤，用六君、谷蘖。饮食不时而伤，用四君子汤。饮食过多而伤，用六君子汤。饮食停滞，人参养胃汤。脾气虚弱者，六君、升麻、柴胡。脾气虚寒，六君、木香、炮姜。肝木乘脾者，六君、柴胡、芍药。肝火克脾者，六君、芍药、山栀。中气虚而下陷者，补中益气汤。郁结伤脾者，济生归脾汤。肾气虚者，五味子散。脾气虚者，二神丸。脾肾虚者，四神丸。命门火衰者，八味丸。真阳虚败者，固真丸。脏腑虚寒，下泄米谷，口舌生疮，呕吐不食，木香散；手足逆冷者，桂香丸。仍与滞下方参用。

协热下痢

论曰：下痢赤黄，米谷不化，作渴呕逆，小便不利，心胸烦躁，脉虚大而数。此胃经虚热，津液不分，并于大肠所致。

---

① 文潞公：文彦博（1006－1097年），字宽夫，号伊叟，汾州介休（今属山西）人，北宋时期政治家、书法家。
② 气：《校注妇人良方·妇人泄泻方论》作"风"。
③ 脏：《校注妇人良方·妇人泄泻方论》作"脾"。

先用五苓散，次用玉粉丹、四味阿胶丸主之。若胃气虚弱，用补中益气汤。肝木侮脾土，用六君子汤。郁结伤脾土，用归脾汤。命门火衰，用八味地黄丸。余参各论主之。

滞 下

经云：春伤于风，夏生飧泄。盖风喜伤肝。然春时肝木反克脾土，以致滞下赤白，里急后重，先服神术散，次用五苓散之类。烦渴腹痛，小便赤涩，脉洪数为热，用白头翁汤之类。脉虚弱为伏暑，用香薷散之类。如风邪下血，用胃风汤。腹痛呕逆，手足俱冷，六脉微细，为脏腑虚寒，急服四顺附子汤，灸气海、丹田二穴。久痢肠滑，用理中汤加肉果、诃子，或十全大补汤加木香、肉果之属。若一方一门①所患相类者，乃属疫症。按：东垣云：太阴经受湿，水泻变脓血。脾传于肾者，谓之贼邪，难愈。先痢而后泻者，谓之微邪，易痊。若厥阴经下痢，脉沉微，手足厥逆，用麻黄小续命汤汗之。若身冷自汗，小便自利，脉微呕吐，用浆水散温之。若脉疾身动，下迫声响，用白术芍药汤。脉沉身静，饮食不入，用姜附汤。身体沉重，四肢不举，用术附汤。若饮食停滞，用六君子汤，以补脾胃，消饮食。若胃气下流，用补中益气汤，以补脾胃②，升元气。若风伤肠胃，宜用神术散，以补脾胃，解外邪。若痰积中焦，宜用六神丸，以补脾胃，化痰滞。久痢赤白，里急后重，腹痛脱肛，用真人养脏汤。胃经有热，泄痢不止，腹痛者，戊己丸。大凡脾胃虚弱，宜补中气、调饮食为主。

---

① 门：《校注妇人良方·妇人滞下方论》作"郡"。
② 胃：原作"肾"，据《校注妇人良方·妇人滞下方论》改。

痢后呕哕

滞下咳逆、呕逆，古人谓之哕，此胃气虚寒之危症也，用橘皮干姜汤、半夏生姜汤、丁香柿蒂汤。热证咳逆，用小柴胡汤、橘皮竹茹汤。按：东垣云：如泄痢而呕者，胃气不和①也。上焦不和，用生姜橘皮汤。中焦不和，用芎、归、桂、苓。下焦不和而寒，治以轻剂，热甚而治以重剂。亦有胃火上冲而呕者，有积滞而呕者，有阴虚而呕者。丹溪云：下痢吃逆②，自下冲上，属火之象，古方悉以胃弱言之。殊不知胃弱者，脾阴弱也，故久病变之，乃胃弱脾寒之危症。用半夏一两，生姜半两，或理中汤加枳壳、茯苓、半夏。不效，更加丁香、柿蒂各十枚。胃热咳逆，用橘皮竹茹汤。别病忽然而致，半夏茯苓汤加枳实、半夏，木香调气散最佳③。

大便下血

妇人脏腑损伤，风邪所入，以致大便下血，或如豆汁，或腹中作痛。若粪后下血，其来远；粪前下血，其来近。远近者，言病在上下也。若面无血色，时寒时热，脉浮弱，按之如丝者，是前症④也。按：此症或饮食起居，或六淫七情失宜，以致元气亏损，阳络外伤。若膏粱积热，加味清胃散。怒气伤肝，六君子、柴、芍、芎、归。郁结伤脾，加味归脾汤。脾气虚弱，六君子汤。思虑伤心，妙香散，温酒调下。大肠风热，四物、

---

① 和：《校注妇人良方·妇人痢后呕哕方论》作“利”。

② 吃逆：即呃逆。

③ 最佳：此后原衍“利”字，据《校注妇人良方·妇人痢后呕哕方论》和医理删。

④ 前症：原无，据《校注妇人良方·妇人大便下血方论》补。

侧柏、荆、防①、枳壳。大肠血热，四物、丹皮、柴胡。中气下陷，补中益气加茯苓、半夏。心脾不能摄血，必资补化源，举下陷之气，用六君子加炮附子三钱。腹②痛后重，或肛门脱出，用肠风黑神散或地榆汤。

痔　瘘

妇人痔瘘，因郁怒、风热、厚味膏粱所致。其名有五：肛边如乳出脓者，为牝痔；肿胀出血者，为牡痔；痒痛者，为脉痔；肿核者，为肠痔；登厕出血者，为血痔。治宜审之。妇人或③因胎产经行，饮食起居，六淫七情失调所致。男子多因醉饱入房，筋脉横解，精气脱泄，热毒乘虚而患。或入房强固其精，木乘火势而侮金；或炙煿厚味，阴虚湿热。宜凉血润燥疏风。溃后，当养元气，补阴精。不愈，即成痔漏。有串臀、串阴、穿肠者。其肠头肿块者，湿热也；作痛者，风也；便燥者，火也；溃脓者，热胜血也。大便作痛者，润燥除湿；肛门坠痛者，泻火④导湿；小便涩滞者，清肝导湿。经云：因而饱食，筋脉横解，肠澼为痔。症属肝肾不足，故用加味地黄丸及六味丸有效。慎勿敷毒药，及服寒凉之剂。鳖甲散治五种痔漏，脓血淋漓，或肿痛坚硬下坠。又方：热痛，用寒水石、朴硝为末，以津调搽。

脱　肛

夫脱肛者，大肠之候也。大肠虚寒，其气下陷，则肛门翻

---

① 防：原作"阳"，据《校注妇人良方·妇人大便下血方论》改。
② 腹：原作"肠"，据《校注妇人良方·妇人大便下血方论》改。
③ 或：《校注妇人良方·妇人痔瘘方论》作"多"。
④ 火：原作"水"，据《校注妇人良方·妇人痔瘘方论》改。

出。或因产努力，其肛亦然也。若大肠湿热，用升阳除湿散。若血热，用四物、条芩、槐花。血虚，用四物、白术、茯苓。兼痔痛，用四物、槐花、黄连、升麻。中风虚弱，用补中益气、芍药、白术。中气虚寒，加半夏、炮姜、五味。肾虚，用六味丸，虚寒用八味丸。自下而上者，引而竭之，用升阳除湿散。夫肺与大肠为表里，肛者大肠之门，肺实热则秘结，肺虚寒则脱出。肾主大便，故肺肾虚者，多有此症。一方：用五倍子煎汤洗，以赤石脂末掺上托入，或脱长者，以两床相并，中空尺许，以磁瓶盛汤，令病人仰卧，浸瓶中，逐日易之，收尽为度。

阴　肿

妇人阴肿，因胞络素虚，风邪客之，乘于阴部，血气相搏故也。坚痛者，用白矾半两，甘草一钱①，大黄一两共为末，水和匀，用绵裹圆枣大，纳阴中，日两换，以愈为度。若气血虚弱，用补中益气汤，举而补之。肝经湿热，用龙胆泻肝汤，渗而清之。若阴肿、阴痒、阴冷、阴挺，当与后论互相参看。

阴　痒

妇人阴痒，为三虫在肠胃之间，因脏虚而蚀阴中，微则为痒，甚则为痛也。属肝经所化，当用龙胆泻肝汤、逍遥散以主其内。外以桃仁研膏，和雄黄末或鸡肝，纳阴中，以制其虫。或以新瓦烧韭花，置净桶内，令妇人坐其上熏之，一日三次，其虫出痒止。一方：捣新桃叶，绵裹纳阴中，日三易。若阴内痛痒，不时出水，食少体倦，此肝脾气虚，湿热下注，用归脾汤加丹皮、山栀、芍药、柴胡、甘草而安。阴内痒痛，内热倦

---

① 一钱：《校注妇人良方·妇人阴肿方论》作"半钱"。

怠，饮食少思①，此肝脾郁怒，元气亏损，湿热所致，用参、芪、归、术、陈皮、柴胡、炒栀、车前、升麻、白芍、丹皮、茯苓等治愈。

阴 冷

妇人阴冷，因劳伤子脏，风冷客之，用五加皮、干姜、丹参、蛇床子、熟地黄、杜仲各三两，钟乳粉四两，天门冬一两，地骨皮二两，酒十五升，渍二宿，每服一盏，空心食前饮之。属肝经内有湿热，外乘风冷所致。若小便涩滞，或小腹痞痛，用龙胆泻肝汤。若内热寒热，或经候不调，用加味逍遥散。若寒热体倦，饮食少思，用加味四君子。若郁怒发热，少寐懒食，用加味归脾汤。一妇人阴中寒冷，小便澄清，腹中亦冷，饮食少思，大便不实，下元虚寒，治以八味丸。月余，饮食渐加，大便渐实。又月余，诸症悉愈。按：此丸系治肝脾肾虚，殊有神效。

阴挺下脱

妇人阴挺下脱，或因胞络损伤，或因子脏虚冷，或因分娩用力所致。当升补元气为主。若肝脾郁结，气虚下陷，用补中益气汤。若肝火湿热，小便涩滞，用龙胆泻肝汤。一妇人阴中挺出五寸许，闷痛重坠，水出淋漓，小便涩滞。夕与龙胆泻肝汤分利湿热，朝与补中益气汤升补脾气，诸症渐愈。再与归脾汤加山栀、茯苓、川芎、黄柏，间服调理而愈。后因劳役，或怒气，下部湿痒，小水不利，仍用前药即愈。又方：治前症用麻子仁研涂顶中，自吸入，即洗去。

---

① 此肝脾气虚……饮食少思：此三十八字原无，据《校注妇人良方·妇人阴痒方论》补。

阴中生疮

妇人阴中生疮，乃七情郁火，伤损肝脾，湿热下注。其外症阴中突出，如蛇如菌，或如鸡冠状，或生虫湿痒，或溃烂出水，或肿闷坠痛。其内症体倦内热，经候不调，或饮食无味，晡热发热，或胸胁不利，小便痞胀，或赤白带下，小水淋涩。其治法：肿痛者，四物汤加柴、栀、丹皮、胆草。湿痒者，归脾汤加柴、栀、丹皮。淋涩者，龙胆泻肝汤、白术、丹皮。溃腐者，逍遥散、山栀、川芎。肿闷坠痛者，补中益气汤、山栀、丹皮。佐以外法治之。

一妇人素性急，阴内痛，小便赤涩，怒而益甚，或发热，或寒热。此肝经湿热所致，用芎、归、炒栀、柴胡、苓、术、丹皮、泽泻、炒芍、车前、炒连、生草，数剂渐愈。又去黄连、泽泻，又数剂全愈。

女人交接伤丈夫头痛

按：前症当用补中益气、六味地黄，以滋化源为主。或来复丹治交接相伤，四肢沉重，头痛昏晕，米饮下。

交接辄痛出血①

妇人每交接出血作痛，此肝火动脾而不能摄血，用补中益气、济生归脾二汤而愈。若出血过多而见他症，但用前药调补肝脾。一方：用桂心、伏龙肝各等分为末，酒服一钱许。

交接他物所伤

妇人交接出血作痛，发热口渴欲呕，或用寒凉之药，前症益甚，不时作呕，饮食少思，形体日瘦。症属肝火，而药复伤

---

① 出血：原作"血出"，据目录改。

脾所致也。先用六君加山栀、柴胡，脾胃健而诸症愈，又用加味逍遥散而形气复。一方：割鸡冠血涂之，以赤石脂末掺之，五倍子末亦良。

妇人小户嫁痛方

按：此症，当与前交辄出血痛方互相参看以治。《千金方》疗小户嫁痛用甘草、生姜各五分，白芍四分，桂心二分。上用酒二升，煎三四沸服。一方：海螵蛸烧为末，酒服方寸匕，日三服。一方：小麦、甘草等分，煎汤洗，甚效。

卷　二

调经类

诗云：妇人和平，则乐有子。和则阴阳不乖，平则气血不争。平和之气，三旬一见，不可不慎也！故医之上工，语男则以精言，语女则以血言。男以聚精为要，女以调经为先。又参之以补血行气之说，察其脉络，究其亏盈而治之，然后一举可孕。天下之男无不父，女无不母矣。

月经序论

岐伯曰：女子七岁，肾气盛，齿更发长，二七而天癸至，任脉通，太冲脉盛，月事以时下。天，谓天真之气；癸，谓壬癸之水，故云天癸也。然冲为血海，任主胞胎，二脉流通，经血渐盈，应时而下，常以三旬一见，以像月盈则亏也。若遇经行，最宜谨慎，否则与产后症相类。若被惊怒劳役，则血气错乱，经脉不行，多致劳瘵等疾。若逆于头面肢体之间，则重痛不宁。若怒气伤肝，则头晕胁痛呕血，而瘰疬痈疡。若经血内渗，则窍穴淋沥无已。凡此六淫外侵，而变症百出，犯时微若秋毫，成患重如山岳，可不畏哉！且血者，水谷之精气也，和调五脏，洒陈六腑，在男子则化为精，在妇人上为乳汁，下为血海。故虽心主血，肝藏血，亦皆统摄于脾，补脾和胃，血自生矣。凡经行之际，禁用苦寒辛散之药，饮食亦然。

精血论

《褚澄遗书》曰：饮食五味，养骨髓肌肉毛发。男子为阳，阳中必有阴，阴中之数八，故一八而阳精升，二八而阳精溢。

女子为阴，阴中必有阳，阳中之数七，故一七而阴血升，二七而阴血溢。皆饮食五味之实秀也。方其升也，智虑开明，齿牙更始，发黄者黑，筋弱者强。暨①其溢也，凡充身体、手足、耳目之余，虽针芥之历②，无有不下。凡子形肖父母者，以其精血尝于父母之身，无所不历也。是以父一肢废，则子一肢不肖其父；母一目亏，则子一目不肖其母。然③雌鸟牝兽，无天癸而成胎何也？鸟兽精血往来尾间也。精未通而御女以通其精，则五体有不满之处，异日有难状之疾。阴已痿而思色以降其精，则精不出而内败，小便涩而为淋。精已耗而复竭之，则大小便牵痛，愈痛则愈便，愈便则愈痛。女人天癸既至，逾十年无男子合则不调，未逾十年思男子合亦不调。不调则旧血不出，新血误行，或渍而入骨，或变而为肿，后虽合而难子，合多则沥枯。虚人产众，则血枯杀人。观其精血，思过半矣。盖人受天地之气以生，天之阳气为气，地之阴气为血，故气常有余，血常不足。夫人之生也，男子十六岁而精通，女子十四岁而经行，故古人必待三十、二十而后嫁娶，可见阴气之难成，而养之必欲其固也。经曰：年至四十，阴气自半，而起居衰矣。夫阴气之成，止供给得三十年之运用，况男子六十四岁而精绝，女子四十九岁而经断。夫肾乃阴中之阴也，主闭藏者。肝乃阴中之阳也，主疏泄者。然而二脏皆有相火，其系上属于心，心火一动，则相火翕然而从之。所以丹溪先生只是教人收心养性，其旨深矣。天地以五行更迭衰旺而成四时，人之五脏六腑，亦应之而衰旺。如四月属巳，五月属午，为火大旺，火为肺金之夫，

① 暨：到。

② 历：同"沥"，倾洒。

③ 然：此上原衍"亦"字，据《校注妇人良方·精血篇论》删。

火旺则金衰。六月属未，为土大旺，土为肾①水之夫，土旺则水衰。况肾水尝藉肺金为母，以补其不足。古人于夏月必独宿而淡味，兢兢业业，保养金水二脏，正嫌火土之旺尔。经又曰：冬藏精者，春不病温。十月属亥，十一月属子，正火气潜藏，必养其本然之真阴，以助来春生发之气，则春末夏初无头痛、脚软、食少、体热、注夏之病矣。窃谓：人之少有老态，不耐寒暑，不胜劳役，四时迭病，皆因气血方长，而劳心亏损，或精血未满，而早断丧，故见其症，难以名状。若左尺脉虚弱或细数，是左肾之真阴不足也，用六味丸。右②尺脉迟软或沉细而数欲绝，是命门之相火不足也，用八味丸。至于两尺微弱，是阴阳俱虚，用十补丸。此皆滋其化源也，不可轻用黄柏、知母之类。设或六淫外侵而见诸症，亦因其气内虚而外邪凑袭，尤宜用前药。

《产宝③方》序论

大率治病，先论其所主。男子调其气，女子调其血。气血者，人之神也。然妇人以血为基本，苟能谨于调护，则血气宣行，其神自清，月水如期，血凝成孕。若脾胃虚弱，不能饮食，荣卫不足，月经不行，肌肤黄燥，面无光泽，寒热腹痛，难于子息，或带下崩漏，血不流行，则成瘕症。若妇人脾胃久虚，以致气血俱衰，遂而月经不行，宜补其胃气，滋其化源。或患中消胃热，津液不生，而致血海干涸，宜清胃补脾，其经自行矣。经曰：胃者卫之源，脾者荣之本。《针经》曰：荣出中焦，

---

① 肾：原无，据《校注妇人良方·精血篇论》补。
② 右：原作"有"，据《校注妇人良方·精血篇论》改。
③ 产宝：原作"宝产"，据目录及《校注妇人良方·产宝方序论》乙转。产宝，又名《经效产保》，共三卷，由唐代昝殷撰于852～856年。

卫出上焦。卫不足，益之必以辛。荣不足，补之必以甘。甘辛相合，脾胃健而荣卫生，是以气血俱旺也。或因劳心，虚火妄动，月经错行，宜安心补血泻火。此东垣先生治法也。

月水不调

妇人月水不调，由风邪乘虚客于胞中，而伤冲任之脉，损手太阳少阴之经。盖冲任之脉，皆起于胞中，为经络之海，与手太阳小肠、手少阴心经为表里，上为乳汁，下为月水。然月水乃经络之余，苟能调摄得宜，则经应以时矣。按：经曰：饮食入胃，游溢精气，上输于脾，脾气散精，上归于肺，通调水道，下输膀胱，水精四布，五经并行。东垣先生所谓脾为生化之源，心统诸经之血。诚哉是言也。心脾平和，则经候如常。苟或七情内伤，六淫外侵，饮食失节，起居失宜，脾胃虚损，心火妄动，则月经不调矣。又丹溪先生云：先期而至者，血热也。后期而至者，血虚也。所谓先期而至者，有因脾经血燥，有因脾经郁火，有因肝经怒火，有因血分有热，有因劳役火动。过期而至者，有因脾①经血虚，有因肝经血少，有因气虚血弱。主治之法，脾经血燥者，加味逍遥散。脾经郁火者，归脾汤。肝经怒火者，加味小柴胡汤②。血分有热者，加味四物汤。劳役火动者，补中益气汤。脾经血虚者，人参养荣汤。肝经血少者，六味地黄丸。气虚血弱者，八珍汤。如虚中有热，月事不来，四物加芩。常过期者，血少也，以芎、归、参、术与痰药。过期紫黑，有块作痛，血热也，以四物汤加香附、黄连。过期色淡挟痰者，二陈汤加芎、归。紫黑色成块者，热极也，四物

---

① 脾：原作"肝"，据《校注妇人良方·月水不调方论》改。

② 汤：原无，据《校注妇人良方·月水不调方论》补。

汤加黄连。不及期者，血热血滞也，四物汤加芩、连、香附。临经将来作痛者，四物汤加桃仁、香附、黄连。血枯，四物汤加红花、桃仁。痰多占住血海地位，因下多者，目必渐昏，肥人有之，以南星、苍术、川芎、香附做丸服之。肥人躯脂满，经闭者，导痰汤加芎、归、连。不可服地黄，盖泥肠故也，如用之，以姜汁炒。肥人子少，亦由痰多，脂膜闭塞，子宫不能受入阳精而施化也，宜服前药。瘦人子宫无血，精气不聚，可用四物汤养血养阴等药。故用药当审其虚实寒热，而调血即兼调气，治无不愈矣。

月经不通

　　妇人月水不通，或因醉饱入房，或因劳役过度，或因吐血失血，伤损肝脾，但滋其化源，其经自通。若小便不利，苦头眩痛，腰背作痛，足寒时痛，久而血结于内，变为癥瘕。若血水相并，脾胃虚弱，壅滞不通，变为水肿。若脾气衰弱，不能制水，水渍肌肉，变为肿满。当益其津液，大补脾胃，方可保生。按：经水者，阴血也，属冲任二脉，上为乳汁，下为月水。其为患，有因脾虚而不能生血者，有因脾郁而血不行者，有因胃火而血消烁者，有因脾胃损而血少者，有因劳伤心而血少者，有因怒伤肝而血少者，有因肾水不能生肝而血少者，有因肺气虚不能行血者。治疗之法，若脾虚而不行者，调而补之，用补中益气汤。脾郁而不行者，解而补之，四君、二陈合越鞠丸。胃火而不行者，清而补之，清胃散。脾胃损而不行者，温而补之，归脾汤。劳伤心血而不行者，逸而补之，八珍汤。怒伤肝而不行者，和而补之，柴胡清肝散。肺气虚而不行者，补脾胃。肾气虚而不行者，补脾肺。经云：损其肺者，益其气；损其心者，调其荣卫；损其脾者，调其饮食，适其寒温；损其肝者，缓其中；损其肾者，益其精。皆当审而治之。

室女月水不通

论曰：夫冲任之脉，起于胞内，为经脉之海。手太阳小肠、手少阴心二经为表里。女子二七而天癸至，肾气全盛，冲任流通，经血既盈，应时而下，否则不通也。按：此症若禀阴血不足，用四物、参、苓。怒伤肝血，用加味逍遥散。郁结伤脾，用加味归脾汤。肝火拂郁，用加味小柴胡汤。胃经积热，用加味清胃散。余当参考前论。

室女经闭成劳

寇宗奭曰：夫人之生，以气血为本。人之病，未有不先伤其气血者。若室女童男，积想在心，思虑过度，多致劳损，男子则神色消散，女子则月水先闭。盖忧愁思虑则伤心而血逆竭，神色先散，月水先闭。且心病则不能养脾，故不嗜食。脾虚则金亏，故发嗽。肾水绝则木气不荣，而四肢干痿，故多怒，鬓发焦，筋骨痿。若五脏伤遍则死。自能改易心志，用药扶持，庶可保生。切不可用青蒿、虻虫等凉血行血。宜用柏子仁丸、泽兰汤、劫劳散，益阴血，制虚火。按：经云：五谷入于胃，其糟粕、津液、宗气分为三隧。故宗气积于胸中，出于喉咙，以贯心肺，而行呼吸。荣气者，秘其津液，注之于脉，化以为血，以荣四肢，内养五脏六腑。若服苦寒之剂，复伤胃气，必致不起。

血枯方论

《腹中论》曰：有病胸胁①满，妨于食，病至则先闻腥臊

---

① 胁：《素问·腹中论》后有"支"字。

臭，出清液，四肢清①，目眩，时时前后血，病名曰血枯。此年少时，因大脱血，或醉而入房，亏损肾肝。盖肝藏血，受天一之气以为滋荣，其经上贯膈，布胁肋。若脱血失精，肝气已伤，肝血枯涸不荣，而胸胁满，妨于食，则肝病传脾，而闻腥臊，口出清液。若以肝病而肺乘之，则脱血，四肢清，目眩，时时前后血出，皆肝病血伤之症也。若饮食起居失宜，而脾胃虚损，当滋化源，而佐以乌贼丸等药。若因脾土虚寒，而不能生血，宜补命门火。若服燥药，郁火内作，而津液消烁，宜清热养血。若脾胃亏损，而气血虚，宜补中益气。若胃热消中而血液耗损，宜清脾胃之火。若大便秘涩，小便清利，而经不行，宜清胞络之火。若劳伤心火，血涸而经不行，宜补心养血。仍参看前方论主治。

月水不利

妇人月水不利者，由劳伤气血，体虚而风冷客于胞内，伤于冲任之脉故也。若寸脉弦、关脉沉，是肝病也，兼主腹痛，孔窍生疮。尺脉滑，血气实，经络不利，或尺脉绝不至，兼主小腹引腰痛，气攻胸膈也。按：此症属肝胆二经，盖肝胆相为表里，多因恚怒所伤。若本经风热，用补肝散。血虚，用四物加酸枣仁。若肾水不足，用六味丸。若壅滞患诸疮疡，以外科方参治之。

月水行止腹痛

妇人经来腹痛，由风冷客于胞络冲任，或伤手太阳、少阴经，用温经汤、桂枝桃仁汤。若忧心②气郁而血滞，用桂枝桃

---

① 清：原作"痛"，据《素问·腹中论》改。
② 心：《校注妇人良方·月水行止腹痛方论》作"思"，义胜。

仁汤、地黄通经丸。若血结而成块，用万病丸。若风寒伤脾者，六君加炮姜。思虑伤血者，四物汤加参、术。思虑伤气者，归脾加柴、栀。郁怒伤血者，归脾、逍遥兼服。余参前后论治之。

月水不断

妇人月水不断，淋沥腹痛，或因劳损气血而伤冲任，或因经行而合阴阳，以致外邪客于胞内，滞于血海故也。但调养元气，而病邪自愈。若攻其邪，则元气反伤矣。按：此症若郁结伤脾，用归脾汤。恚怒伤肝，逍遥散。肝火妄动，加味四物汤。脾气虚弱，六君子汤。元气下陷，补中益气汤。热伤元气，前汤加五味、麦门、炒黑黄柏。

杀血心痛

妇人血崩而心痛甚，名曰杀血心痛，由心脾血虚也。若小产去血过多而心痛甚者，亦然。用乌贼鱼骨炒为末，醋汤调下，而收敛之，用失笑散行散之。若心血虚弱，用芎归汤补养之。若郁结伤血，用归脾汤调补之。

暴崩下血不止

妇人冲任二脉，为经脉之海，外循经络，内荣脏腑。若阴阳和平，经下依时。若劳伤不能约制，则忽然暴下，甚则昏闷。若寸脉微迟，为寒在上焦，则吐血、衄血。尺脉微迟，为寒在下焦，则崩血、便血。大抵数小为顺，洪大为逆。大法当调补脾胃为主。经云：阴虚阳搏，谓之崩。又云：阳络伤则血外溢，阴络伤则血内溢。又云：脾统血，肝藏血。治法：前症因脾胃亏损，不能摄血归源，用六君子加芎、归、柴胡。若肝经之火而血下行，用奇效四物汤，或四物加柴、栀、苓、术。若肝经风热而血妄行，用加味逍遥散，或小柴胡、栀、芍、丹皮。若怒动肝火而血沸腾，亦用前药。若脾经郁结而血不归经，用归脾加柴、栀、丹皮。若悲伤胞络而血下崩，用四君加柴、栀、升麻。故东垣先生云：凡下血症，须用四君子以收功。厥有旨哉。若大吐血，毋以脉论，当急用独参汤救之。若潮热、咳嗽、脉数，乃元气虚弱，假热之脉，尤当用人参温补。此等症候，无不由脾胃先损，故脉洪大。察其有胃气，能受补则可救。苟用寒凉止血之药，复伤脾胃，反不能摄血归源，是速其危也。

带下方论

妇人带下，其名有五，因经行产后，风邪入胞门，传于脏腑而致之。若伤足厥阴肝经，色如青泥；伤手少阴心经，色如红津；伤手太阴肺经，形如白涕；伤足太阴脾经，黄如烂瓜；伤足少阴肾经，黑如衃①血。人有带脉横于腰间，如束带之状，病生于此，故名为带。徐用诚②先生云：其症白属气，而赤属血。东垣先生云：血崩久则亡阳。故白滑之物下流，未必全拘于带脉③，亦有湿痰流注下焦，或肾肝阴淫之湿胜，或因惊恐而木乘土位，浊液下流，或思慕为筋痿。戴人④以六⑤脉滑大有力，用宣导之法，此泻其实也。东垣以脉微细沉紧，或洪大而虚，用补阳调经，乃兼责其虚也。丹溪用海石、南星、椿根皮之类，乃治其湿痰也。窃谓：此症，皆当壮脾胃、升阳气为主，佐以各经见症之药。色青者属肝，用小柴胡加山栀、防风。湿

---

① 衃（pēi 胚）：原作"衄"，据《校注妇人良方·带下方论》改。衃，凝聚成紫黑色的瘀血。

② 徐用诚：明代医家，著有《本草发挥》《医学折衷》（后经刘宗厚增补易名为《玉机微义》）。

③ 脉：原无，据《校注妇人良方·带下方论》补。

④ 戴人：金代著名医家张从正的号。

⑤ 六：原作"一"，据《校注妇人良方·带下方论》改。

热壅滞，小便赤涩，用龙胆泻肝汤。肝血不足，或燥热风热，用六味丸。色赤者属心，用小柴胡加黄连、山栀、当归。思虑过伤，用妙香散等药。色白者属肺，用补中益气加山栀。色黄者属脾，用六君子加山栀、柴胡，不应，用归脾汤。色黑者属肾，用六味丸。气血俱虚，八珍汤。阳气下陷，补中益气汤。湿痰下注，前汤加茯苓、半夏、苍术、黄柏。气虚痰饮下注，四七汤送六味丸。不可拘肥人多痰，瘦人多火，而以燥湿泻火之药轻治之也。

白浊白淫

妇人小便白浊白淫，由心肾不交，水火不济，用金锁正元丹。若心虚而致，用平补正心丹、降心丹、威喜丸。若思虑伤脾，用四七汤吞白丸子，更以乌沉汤加茯苓、益智。若元气下陷，用补中益气汤。脾胃亏损，六君子、升麻、柴胡。脾经郁结，归脾加黄柏、山栀。肝经怒火，龙胆泻肝汤，虚则用加味逍遥散。宜与带下参看主治。

天癸过期

许学士云：妇人经脉过期不及，腰腹疼痛，或七七数尽而月经下者，宜用当归散治之。若肝肾虚热，亦用当归散。肝血虚热，四物汤加柴、栀、丹皮。肝火内动，小柴胡加山栀、丹皮。肝火血燥，加味逍遥散。脾经郁火，加味归脾汤。肝脾郁火，归脾、逍遥兼服。肝肾亏损，归脾、六味兼服。仍与前后月经不调治验同用。

血分水分肿满

妇人经水不通，则化为血；血不通，则复化为水。故先因经水断绝，后至四肢浮肿，致小便不通，名曰血分，宜用椒仁丸。若先因小便不通，后身面浮肿，致经水不通，名曰水分，宜用葶苈丸。经脉不通，血化为水，流走四肢，悉皆肿满，亦名血分，其症与水症相类，实非水也，用人参散。或因饮食起居失养，或因六淫七情失宜，以致脾胃虚损，不能生发统摄，气血乖违，行失常道。若先因经水断绝，后至四肢浮肿，小便不通，血化为水，名曰血分，宜用椒仁丸治之①。若先小便不利，后至身面浮肿，经水不通，水化为血，名曰水分，宜用葶苈丸治之。此属形气不足，邪淫隧道，必用此药以宣导其邪，而佐以补辅元气之剂，庶使药力有所仗而行，则邪自不能容，而真气亦不至于复伤矣。大凡月水不通，凝结于内，久而变为血瘕，血水相并，亦为水肿。

求嗣类

有夫妇，必有父子。婚姻之后，必求嗣续。故古人云不孝有三，无后为大者，言嗣续之重也。凡欲求子，当先察夫妇有无劳伤痼疾，而后依方调治，则有子矣。

胎育论

丹溪先生云：人之育胎者，阳精之施也。阴血能摄之，精成其子，血成其胞，胎孕乃成。今妇人无子者，率由血少不足以摄精也。血之少也，固非一端，然欲得子者，必须补其精血，使无亏欠，乃可以成胎孕。若泛用秦桂丸之剂，薰入②脏腑，血气沸腾，祸不旋踵矣。窃谓：妇人之不孕，亦有因六淫七情

---

① 椒仁丸治之：原作"之椒仁丸治"，据《校注妇人良方·妇人血分水分肿满方论》乙转。

② 薰入：《校注妇人良方·陈无择求子论》作"薰戕"，义胜。

之邪，有伤冲任。或宿疾淹留传遗脏腑，或子宫虚冷，或气旺血衰，或血中伏热。又有脾胃虚损，不能营养冲任。审此，更当察其男子之形气虚实何如，有肾虚精弱，不能融育成①胎者；有禀赋微②弱，气血虚损者；有嗜欲无度，阴精衰惫者，各当求其源而治之。至于大要，则当审男女之尺脉。若左尺微细，或虚大无力者，用八味丸。左尺洪大，按之无力者，用六味丸。两尺俱微细，或浮大者，用十补丸。又巢氏谓：夫妻年命克制，坟墓不利者，理或有之。若误用辛热燥血，不惟无益，反受其害。

褚尚书③求男论

建平孝王妃姬，皆丽，无子。择民家未笄女子入御，又无子。问曰：求男有道乎？澄对曰：合男女必当其年，男虽十六而精通，必三十而娶；女虽十四而天癸至，必二十而嫁。皆欲阴阳完实，然后交而孕，孕而育，育而子坚壮强寿。今未笄之女，天癸始至，已近男色，阴气早泄，未完而伤，未实而动，是以交而不孕，孕而不育，而子脆之不寿，此王之所以无子也。然妇人有所产皆女子者，有所产皆男者，大王诚能访求多男妇人至宫府，有男之道也。王曰：善。未再期，生六男。夫老阳遇少阴，老阴遇少阳，亦有子之道也。

妇人④无子论

夫无子者，其因有三：一坟墓风水不利，二夫妇年命相克，

---

① 育成：原无，据《校注妇人良方·陈无择求子论》补。
② 微：原作"无"，据《校注妇人良方·陈无择求子论》改。
③ 褚尚书：即褚澄。
④ 妇人：原无，据目录补。

三夫妇疾病。坟墓不利，年命相克，此非药力可致。若夫妇疾病，必须药饵。然妇人无子，或劳伤血气，或月经闭涩，或崩漏带下。右尺浮则为阳绝，或尺微涩，或少阴脉浮紧，或尺寸俱微弱者，皆致绝产。若调摄失宜，饮食失节，乘风袭冷，结于子脏，亦令无子也。

《千金翼》求子论

论曰：夫妇之居幽阃①，类多血气不调，胎妊生产崩伤之异，比之男子，十倍难疗。其或七情失宜，或饮食无度，或胎疝②未愈而遽合，或登厕风入阴户，便成痼疾。若欲求子，交感之时，必天日晴明，神思清爽，气血谐和，与天德福德相合。夫妇本命，五行相生，并本命帝旺而生者，则寿而贤，否则不可得也。

交会禁忌

凡求子，宜吉良日交会，当避丙丁及弦望晦朔，大风雨雾寒暑，雷电霹雳，天地昏冥，日月无光，虹霓地动，日月薄蚀，及日月火光，星辰神庙，井灶圊厕，塚墓死③柩之傍。若交会受胎，多损父母，生子残疾夭枉，愚顽不孝。若父母如法，则生子福德智慧。验如影响，可不慎哉！

男子授胎时日法

凡男子授胎，皆以妇人经绝一日、三日、五日为男，仍遇月宿在贵宿日。若以经绝后二日、四日、六日泻精者皆女，过

---

① 阃（kǔn 捆）：内室。
② 胎疝：《千金方·求子论》作"疝瘕"。
③ 死：《校注妇人良方·交会禁忌》作"尸"，义胜。

六日者①不成胎。又遇旺相②日尤吉。半夜入房生子者，贤明贵寿。余时皆凶。

推支干旺相日

春甲乙，夏丙丁，秋庚辛，冬壬癸。春寅卯，夏巳午，秋申酉，冬亥子。

推每月宿日

正月　初一、初六、初九、初十、十一、十二、十四、二十、二十一、二十四日。

二月　初四、初七、初八、初九、初十、十二、十四、十九、廿二、廿七日。

三月　初一、初六、初七、初八、初十、十七、二十、二十五日。

四月　初三、初四、初五、初六、初八、初十、十五、十八、廿二、二十八日。

五月　初一、初二、初三、初四、初五、初六、初十、十二、十三、十五、十六、二十、二十五、二十八、二十九、三十日。

六月　初一、初三、初十、十三、十八、廿二、廿六、廿七、廿八、廿九日。

七月　初一、十一、十六、二十一、廿四、廿五、廿六、廿七、廿九日。

八月　初五、初八、十三、十八、二十一、廿二、廿三、

---

① 者：《校注妇人良方·男子受胎时日法》作"皆"。

② 旺相：命理术语。星命家以五行配四季，每季中五行之盛衰以旺、相、休、囚、死表示。

廿四、廿五、廿六日。

九月 初三、初六、十一、十六、十七、二十、二十一、廿二、廿四日。

十月 初一、初四、初九、十四、十七、十八、十九、二十、廿二、廿九日。

十一月 初一、初六、十一、十四、十五、十六、十七、十九、廿六、廿九日。

十二月 初四、初九、十二、十三、十四、十五、十七、二十四、二十七日。

若春合甲寅、乙卯，夏合丙午、丁巳，秋合庚申、辛酉，冬合壬子、癸亥，与上月宿日合者佳。

温隐居求嗣保生篇①

人之无嗣，或因丈夫阳气不足，不能施化，或因妇人阴血衰惫，百疾攻之，以致然也。故先贤立方垂训，以启后人。或者用计百端，妾媵无数，及皓首终身，不能如其意者，是皆心行有亏，非命也。苟能革心之非，所行向善，积德累功，施恩布惠，则上天之报施，自然庆流后裔。此温隐求嗣篇所由作也。予尝读圣朝《为善阴骘》② 书，因览窦禹钧③ 等数人所履，皆言此事历历可鉴，谨录附赘于此，以为求嗣者劝戒之一肋云尔。

---

① 温隐居求嗣保生篇：该篇内容《校注妇人良方》列于卷九"求子服药须知第九"中。温隐居，又名温大明，宋代医家，著有《海上仙方》一卷。

② 为善阴骘（zhì 志）：明成祖朱棣撰，十卷，包含 165 名有道德的慈善人士的传记。

③ 窦禹钧：又名窦燕山，五代后晋时期蓟州渔阳（今天津蓟县）人。

证　验

昔东京焦公，三世无嫡嗣，为商旅，游玩名山，寻访至人，问其因。至京都，遇一老僧，声清而神朗，谈论甚异。焦怪而问之曰：贫家三世无嫡嗣，奈何？僧曰：无嗣者有三：一祖宗无德，自身无行；二夫妻年命，恐犯禁忌；三精神不守，妻妾血寒。焦公曰：血寒有何法术？愿闻一言。僧曰：先修德，后修身，三年之后到五①台山，当授异方。说毕，忽不见。焦一遵其言，后赴五台，见一行童，手持一书，言曰：老师传语大夫，功成行满，赐方药名续嗣降生丹，依方服之，当生富贵之子。焦员外子，生子不肖，亦赴五台，见行童曰：老师昨已见员外，何必来问我？但依尔父所行，愚者自贤。焦曰：愚岂能贤乎？行童曰：昔窦氏五子，皆不全形，后行恩布德，悉登科第。焦氏拜谢而归，奉行雕板，印施方书，不及二十年，子孙数人皆贵显。后人仿得此行状及方，受持行用，求药者获其子孙，皆有德行。余躬受此方，不敢缄默，并录篇论，以告诸贤，庶不致异方湮没耳。

正统间，合肥人罗诚，年六十无子。因连坐，谪保安州为民，将至居庸，解者逃回，罗赴关自告。或者曰：放流绝域，人所不堪，今解者既去，君可无往也。罗曰：吾罪本为人所累，使予归，复以此累人，吾不忍也，且国法不可轻谊。遂至州，夜有二盗，疑其有所携，乃穿穴以取之，其妻觉，预置沸汤，俟其入则沃之。既穴，二人将入，罗起谕之，乃去。次日罗至市，忽有二人俯伏道旁，罗问之，乃夜穿穴者也。二人曰：吾辈相戏，几被伤殒，赖公晓谕，二命得生，公所赐也。后罗凡

---

①　五：原无，据《妇人大全良方·温隐居求嗣保生篇》补。

出外，二人必为之守护。未几，罗妻卒，妾生一子，任延安守，一女适隆庆卫指挥使王钦。

礼部尚书沈立斋云：有二老，一有子而富，一无子而贫，居址相邻。因居高冈，其上有茔墓，二老欲掘墓开窑以取利。贫者以告其妻，妻曰：冈后有墓，开以为窑，不惟烧损地脉，坏人风水，且近坟穴，不可为也。遂已之。富者开冈，见尸则焚之，后见骸骨甚多，悉弃于水。因致巨富，乃起岑楼①，以蓄财物。每夜翁②之眷属皆居于上，去其梯，以示贼不能犯。不意贼有刘六者，卒然③昼至，家属不及登楼者则投井而死，其登楼者被焚而死。人以为焚尸于火，弃尸于水之，报也。其贫者后致巨富，生一子，益其家业云。

弘治间，京师有黄刚者，因无子，每岁夏秋，修合痢疾药施之。忽邻里于静夜闻人言黄公积善久矣，送以一嗣，后果有子。

弘治间，有张某，自太医院恩生仕至县尹，老而无子。在县笃于惜民，已而升为郡守，民深感其惠。在郡生子，亦德政之所致也。

正德间，夏诚，字纯夫，吴江县人，锦衣卫。籍中顺天府乡试，任武城县尹，爱民甚笃。因忤上司，遂归老于家。旧民到京者，怀其德惠，怜其清苦，莫不以财帛助之，垂老得子。后有继其政者甚丰敛，县民于中途劫之，子女皆被其害。

黄善贫而无子，佣工为业。富民倪五，命其开窑取土。因

---

① 岑（cén 涔）楼：高楼。朱熹："岑楼，楼之高锐似山者。"
② 翁：原作"蒙"，据《校注妇人良方·温隐居求嗣保生篇》改。
③ 卒然：原作"率有"，据《校注妇人良方·温隐居求嗣保生篇》改。

锄土见尸棺，以旧土掩之，乃从远地掘①土而归。后倪贫而黄富，亦开窑，倪亦佣工于黄家，黄甚惜之，与之共食。倪因患时疮，为人憎，遂投水而死。黄闻之，遂收其尸而殡之。遂有子，且继其富。作善降祥，信不诬矣。窃闻之《书》②曰：惠迪吉，从逆凶，惟影响③。又曰：作善降祥，作恶降殃。子之有无，自④王室至于庶民，亦在乎阴德，而岂可专泥于药哉。

求子服药须知方论

论曰：夫人求子服药，须知次第。男服七子散，女服荡胞汤、紫石英、门冬丸及坐导药，则无不效矣。

本条附方：

七子散 主丈夫气虚，精气衰少无子。

牡荆子　五味子　菟丝子　车前子　菥蓂⑤子　山药　石斛　熟地黄　杜仲　鹿茸　远志各八分　附子炮　蛇床子　川芎各六分　山茱萸　天雄各五分　桂心一钱　白茯苓　牛膝　人参黄芪各五分　巴戟一钱二分　苁蓉七分　钟乳粉八分

上为末，每服钱许，日二服，酒调。一方加覆盆子二钱。

庆云散 主丈夫阳气不足，不能施化。

覆盆子　五味子各二升　菟丝子一升　白术炒　石斛各三两麦门冬　天雄各九两　紫石英二两　桑寄生四两

---

① 掘：《校注妇人良方·温隐居求嗣保生篇》作"担"。

② 书：此指《尚书》。

③ 惠迪吉……惟影响：系梅氏伪古文《尚书》之一《大禹谟》所言，其意为"顺从善就吉，顺从恶就凶，就像影和响顺从形体和声音一样。"

④ 自：原作"有"，据《校注妇人良方·温隐居求嗣保生篇》改。

⑤ 菥蓂（xīmíng 西冥）：十字花科植物，叶匙形，花白色，果实扁圆形，叶可作蔬菜，其子入药，功能益精明目。

上为末，食后酒服二钱许①，日三服。或米饮调冷，去桑寄生，加细辛四两。阳事少，去石斛加槟榔十五个。

荡胞汤　治妇人全不产育。

朴硝　牡丹皮　当归　大黄蒸一饭久　桃仁各三两　细辛　厚朴　苦梗　赤芍药　人参　茯苓　桂心　甘草　牛膝　陈皮各二两　附子炮，一两半　虻虫炒焦，去翘足　水蛭炒，各十枚

上每服六钱，酒水合盏半，煎，日三服，夜一服，少顷下血脓。力弱者，用一二服。恶物不尽，方用坐导药②。

坐导药　治妇人全不产及断续，更服荡胞汤。

皂角去皮，一两　吴茱萸　当归　大黄　晋矾枯　戎盐　川椒各二两　五味子　细辛　干姜各三两

一方：无茱萸，有葶苈、苦匏各三钱③。

上为末，以绢袋盛，如指状，入阴中。如欲小便去之，一日仍易之。如子宫有冷水，天阴则痛，须候下尽而止药。每日早晚，用苦菜煎汤熏洗。着药后一日，服紫石英丸。

紫石英丸

紫石英　天门冬各二两④　紫葳　牡蒙各二两　粉草一两半　桂心　川芎　卷柏　乌头炮　熟地黄干　辛夷仁　禹余粮煅，醋淬　当归　石斛各三两　乌贼骨　牛膝　薯蓣各六分　桑寄生　人参　牡丹皮　干姜　厚朴　续断　食茱萸　细辛各五分　柏子仁一两

----

①　二钱许：《校注妇人良方·求子服药须知》作"钱许"。
②　上每服六钱……方用坐导药：此三十八字原无，据《校注妇人良方·求子服药须知》补。
③　钱：《校注妇人良方·求子服药须知》作"分"。
④　二两：《校注妇人良方·求子服药须知》作"三两"。

上为末，蜜丸桐子大。每服二十丸，温酒下。

续嗣降生丹 治妇人五脏虚损，子宫冷惫，不能成孕。

当归　桂心　龙齿　乌药　益智　杜仲　石菖蒲　吴茱萸各一两半　茯神　牛膝　秦艽　细辛　桔梗　半夏　防风　白芍药各三钱　干姜一两，半生半炒　附子重一两者作一窍，入朱砂一钱，湿面裹煨，为末　川椒二两，焙　牡蛎二两，童便浸四十九日，却用硫黄末一两涂，用纸裹之，米醋润湿，盐泥固济，用炭煅

上为末，用糯米糊丸桐子大。每服二十①丸至百丸。空心，淡醋、温酒、盐汤送下，日二服。及治男精寒不固，阳事衰弱，白浊梦泄，妇人带下②寒热，诸虚百损，盗汗气短。预服此药者，无不感应。愚按：前五方多剽悍之味，治当审察病因，不可轻用。又秦桂③、养真④、白薇、茱萸、地黄、紫石英、阳起石、暖宫济阴丹，汤药数方，尤为剽悍，不可轻服。

胎候类

妊娠总论

《巢氏病源论》：妊娠一月，名胎胚，足厥阴脉养之。二月名始膏，足少阳⑤脉养之。三月名始胎，手厥阴脉养之。当此之时，血不流行，形象始受⑥，未有定仪，因感而变。欲子端

---

① 二十：《校注妇人良方·求子服药须知》作"三十"。

② 带下：原无，据《校注妇人良方·求子服药须知》补。

③ 秦桂：秦桂丸，方由秦艽、桂心、杜仲、防风、厚朴等组成，主治妇人不孕。

④ 养真：养真汤，方由当归、川芎、白芍、益母草、香附、熟地黄等组成，功用通经消块。

⑤ 阳：原作"阴"，据《校注妇人良方·妊娠总论》改。

⑥ 受：《校注妇人良方·妊娠总论》作"化"。

正庄严，常口谈正言，身行正事。欲生男，宜佩弦，执弓矢；欲生女，宜佩韦，施环佩。欲子美好，宜佩白玉；欲子贤能，宜看诗书。是谓外象而内感者也。四月始受水精，以成其血脉，手少阳脉养之。五月始受火精，以成其气，足太阴脉养之。六月始受金精，以成其筋，足阳明脉养之。七月始受木精，以成其骨，手太阴脉养之。八月始受土精，以成肤革，手阳明脉养之。九月始受石精，以成毛发，足少阴脉养之。十月五脏六腑，关节人神皆备。此其大略也。又《五脏论》：有称耆婆者，论一月如珠露，二月如桃花，三月男女分，四月形象具，五月筋骨成，六月毛发生，七月游其魂，儿能动左手，八月游其魄，儿能动右手，九月三动身，十月受气足。更有《颅囟经》云：一月为胎胞精血凝也，二月为胎形成胚也，三月阳神为三魂，四月阴灵为七魄，五月五行分五脏也，六月六律定六腑也，七月精开窍、通光明也，八月元神具、降真灵也，九月宫室罗布以定生人也，十月受气足、万象成也。今推究数说，《五脏论》者，类皆浅鄙，妄托其名。至于三藏佛书，其论①怪诞，漫不可考。今按《颅囟经》三卷云：中古巫方所撰，其巢氏论妊娠至三月始胎之时，须谈正言、行正事、佩弦韦、执弓矢、施环佩、佩白玉、读诗书之类，岂非胎教之理乎？尝试推巢氏所论云，妊娠脉候②之理。足③厥阴，肝脉也。足少阳，胆脉也。为一脏腑之经，余皆如此。且四时之令必始于春木，故十二经之养始于肝，所以养胎在一月、二月。手心主，心包络脉也。手

---

① 其论：《校注妇人良方·妊娠总论》作"且涉"，《妇人大全良方·胎教门》作"且语涉"。

② 候：《妇人大全良方·胎教门》作"养"。

③ 足：原作"若"，《校注妇人良方·妊娠总论》同，据医理改。

少阳,三焦脉也。属火而夏旺,所以养胎在三月、四月。手少阴①,乃心脉也,以君主之官,无为而尊也。足太阴,脾脉也。足②阳明,胃脉也。属土而旺长夏,所以养胎在五月、六月。手太阴,肺脉也。手阳明,大肠③脉也。属金而旺秋,所以养胎在七月、八月。足少阴,肾脉也。属水而旺冬,所以养胎在九月。又况母之肾脏系于胎,是母之真气,子之所赖也。至十月,儿在母腹之中,受足诸脏气脉所养,然后待时而生。此论奥微而有至理,世更有明之者,亦未有过于巢氏之论矣,余因述其说。

男女④论

巢氏论曰:阳施阴化,精气有余,两胎有俱男俱女者。《道藏经》云:妇人月信止后,一日、三日、五日,值男女旺相日,阳日阳时交合,有孕多男。若男女禀受皆壮则男子,一或怯弱则少子。《颅囟经》云:阳盛发阴,当孕成男,六脉诸经,皆举其阴。又云:三阳所会则生男,三阴所会则生女。葛仙翁《肘后方》云:男从父气,女从母气。《圣济经》云:天之德,地之气,阴阳之至和,薄于一体。因气而左动则属阳,阳资之则成男;因气而右动则属阴,阴资之则成女。《易》称乾道成男,坤道成女,此男女之别也。凡妊娠有疾,投以汤药,衰其大半而已,使病去母安,胎亦无损矣。按:东垣、丹溪云:经水断后一二日,血海始净,精胜其血,感者成男。四五日后,血脉

---

① 阴:此下原衍"手太阳"三字,《校注妇人良方·妊娠总论》同,据医理删。

② 足:原作"手",据《校注妇人良方·妊娠总论》及医理改。

③ 大肠:原作"太阳",《校注妇人良方·妊娠总论》同,据医理改。

④ 男女:《校注妇人良方·受形论》作"受形"。

已旺，精不胜血，感者成女。盖父精母血，因感而会。精之施也，血能摄精，故成子，此万物资始于乾元也。血之行也，精不能摄，故成女，此万物资生于坤元也。阴阳交媾，胚胎始凝，所藏之处，名曰子宫。一系在下，上有两歧，一达于左，一达于右。精胜其血，则阳为之主，受气于左子宫而男形成；精不胜血，则阴为之主，受气于右子宫而女形成。此二先生之确论也。若夫妊娠药饵宜禁，当参本门考之。

受形篇

褚氏云：男女之合，二精交畅，阴血先至，阳精后冲，血开裹精，精入为骨，而男形成矣；阳精先入，阴血后参，精开裹血，血入为体①，而女形成矣。阳气聚面，故男子面重，溺死者必伏；阴气聚背，故女子背重，溺死者必仰。走兽溺死，仰伏皆然。阴阳均至，非男非女之身，精血散分，骈胎②、品胎③之兆。父少母老，产女必羸；母壮父衰，生男必弱。古之良工，首察乎此。气受偏瘁，与之补之，补羸女则养血壮脾，补弱男则壮脾节色。羸女宜及时而嫁，弱男宜待壮而婚。此疾外所务之本，不可不察。

论胎教 马益卿先生

论曰：胎教产图之书，不可谓之迂而不加信，然亦不可狎④犯之。方今俚俗之家，与不正之属，将息避忌，略不如仪。或药毒不消，或产于风露，无产厄而子母均安者，亦幸有之。

---

① 体：《校注妇人良方·受形篇》作"本"。
② 骈胎：一孕双胎，孪生。
③ 品胎：指一孕三胎。
④ 狎（xiá 霞）：轻忽。

若保胎之法，须多方豫养，方无后患。如邻家有所兴修，亦或犯其胎气，令儿破形殒命。如刀犯者形必伤，泥犯者窍必塞，打击者色青黯，系缚者相拘挛。如此等验，有如指掌，不可不慎也。

孕元立本章

有太初，有太始，混沌一判。既见气矣，故曰太初。既立形矣，故曰太始。气初形始，天地相因，生生化化，品物彰矣。故曰：大哉乾元，万物资始，至哉坤元，万物资生。

吴褆注云：混沌未化，则气形俱泯。混沌既判，则气形已分。既见气矣，是为太初。既立形矣，是为①太始。太初者，凡有气之所本，故天得之以统元气。太始者，凡有形之所本，故地得之以统元形。天地交泰，相因为气形，生生者得所以生，化化者得所以化，品物流行，而形色名声彰矣。大哉乾元，太初之所寓也，故以万物之资始为言。至哉坤元，太始之所寓也，故以万物资生为言。惟万物资始资生于乾坤，故乾元而兆象至坤元，然后形无不成。

有生之初，虽阳予之正，育而充之，必阴为之主。

薛左丞注：《阴阳离合论》曰：天覆地载，万物方生。未出地者，命曰阴处，名曰阴中之阴。出地者，命曰阴中之阳。阳予之正，阴为之主。王冰谓：阳施正气，万物方生；阴为之主，群形乃立。《字说》②：始而生之者，天地也；育而充之者，人也。

因形移易，日改月化，坤道之代终也。

---

① 为：原作"以"，据《校注妇人良方·孕元立本章》改。
② 字说：宋代文学家王安石所著。

《列子·周穆篇》尹文先生曰：因形移易，谓之化。《庄子·田子①方篇》混元曰：消息盈虚，一晦一明。日改月化，日有所为，而莫见其功。《易·坤卦·文言》曰：地道无成，而代有终也。地之承天，其无成而有终也，岂迫于不得已耶？盖道之所在，万物失之则死，得之则生。有生之类，听命于此。故无成而代有终者，以道言之也。

谓之妊，阳既受始，阴壬之也。壬子，谓之妊。

《字说》：壬，一阳也，二阴也。阳既受始，阴壬之而谓之妊。解曰：壬，阳水之干也，位在亥子之间，阴至亥极矣。阳复受胎而谓之妊，于壬至子然后生。

谓之胞，巳为正阳，阴包之也。

巳，正阳也，而阴能包之，阴与阳更用事故也。巳者，孟夏之月，于卦为乾，纯阳用事，故《诗》谓之正月。正月者，正阳之月也，阴方用事，而为物之主，则虽正阳，亦在所包而退听焉。

谓之胚，未成为器，犹云坯也。

《说文》：瓦未烧者，谓之坯。胚，妇妊一月也。《字说》：胚，未成为器，犹坯也。

谓之胎，既食于母，为口以也。

《说文》：胎，妇孕二月也。《字说》：元胎既食于母，为口以焉。

若娠，则以时动也。

《字说》：女娠以时动。

若怀，则以身依之也。

---

① 田子：诸本均作“日予”，据《庄子·田子方篇》改。

《字说》：心所怀，则身依焉，目隶焉。

天之德，地之气，阴阳之至和，相与流薄于一体。

《灵枢经》曰：天之在我者德，地之在我者气，德流气薄而生者也。

唯能顺时数，谨人事，勿动而伤，则生育之道德矣①。

自一月积之至于十月，所谓时数也。保卫辅翼，防闲忌嗔②，适其宜，所谓人事也。

观四序之运，生长收藏，代出万物，仪则咸备。而天地之气，未始或亏者，盖阴阳相养以相济也。

《阴阳离合论》曰：天覆地载，万物方生。阳予之正，阴为之主，故因春生，因夏长，因秋收，因冬藏，失常则天地四塞。《庄子·天地篇》曰：流动而生物，物生成理，谓之形。形体保神，各有仪则，谓之性者。曾不知此，乃欲拂自然之理，谬为求息之术，方且推生死于五行，蕲③补养于药石，以伪胜真，以人助天，虽或有子，孕而不育，育而不寿者众矣。昔人论年老有子者，男不过尽八八，女不过尽七七，则知气血在人，固自有量，夫岂能逃阴阳之至数哉？

《天真论》帝曰：有其年已④老而有子者，何也？岐伯曰：此其天寿过度，气脉常通，而肾气有余也。此虽有子，男不过尽八八，女不过尽七七，而天地之精气皆竭矣。注：虽老而生子，子寿亦不能过天癸之数。

---

① 则生育之道德矣：原无，据《妇人大全良方·孕元立本章》补。

② 嗔：原作"慎"，《校注妇人良方·孕元立本章》同，据医理改。嗔，《广韵》本作"瞋"，怒也。

③ 蕲（qí 其）：古同"祈"，祈求。

④ 已：原作"者"，据《素问·上古天真论》改。

凝形殊禀章

天地者，形之大也。阴阳者，气之大也。惟形与气相资而立，未始偏废。

《庄子·则阳篇》太公调曰：天地者，形之大者也；阴阳者，气之大者也。气以形载，形以气充，惟气与形两者相待，故曰相资而立，未始偏废。

男女媾精，万物化生，天地阴阳之形气寓焉。

《系辞》曰：天地细缊①，万物化醇，男女媾精，万物化生。

语七、八之数，七，少阳也，八，少阴也。相感而流通，故女子二七天癸至，男子二八②而精通，则以阴阳交合而兆始故也。

岐伯曰：女子二七而天癸至，任脉通，太③冲脉盛，月事以时下，故能有子。男子二八肾气盛，精气溢泻，阴阳和，故能有子。

《传》曰：女子十四有为人母之道，四十九绝生育之理。男子十六有为人父之道，六十四绝阳化之理。

语九、十之数，九，老阳也，十，老阴也。相包而赋形。故阴穷于十，男能围之；阳穷于九，女能方之。则以阴阳相生而成终故也。

《字说》：阴穷于十，围之者男；阳穷于九，方之者女。九有变也，女足以方之；十无变也，男足以围之。解曰：男有室，

---

① 细缊（yīnyūn 因孕）：指天地阴阳二气交互作用的状态。

② 二八：原无，据《妇人大全良方·凝形殊禀章》补。

③ 太：原无，《妇人大全良方》与《校注妇人良方》均同，据《素问·上古天真论》补。

所以围阴于外。女有家，所以方阳于内。《易》曰：妇人之吉，从一而终也；夫子制义，从妇凶也。围，圆也，君道也，夫道也，圆则可以制义而行；方，仁也，臣道也，妇道也，方则从一而已。男从围与规，从夫同意；女从仁与臣，从仁同意。

元气孕毓，皆始于子，自子推之。男左旋，积岁三十而至巳，女右旋，积岁二十而至巳。巳为正阳，阴实从之，自巳怀壬。男左旋，十月而生于寅；女右旋，十月而生于申。申为三阴，寅为三阳，而生育之时著矣。其禀赋也，体有刚柔，脉有强弱，气有多寡，血有盛衰，皆一定而不易也。

《十九难》曰：男生于寅，寅为木，阳也；女子生于申，申为金，阴也。杨氏注云：元气起于子，人之所生也。男从子，左行三十；女从子，右行二十。俱至于巳，为夫妇怀妊也。古者男子三十、女年二十，然后行嫁娶。十月而生者，男从巳左行，至寅为十月，故男行年起于丙寅；女从巳右行，至申为十月，故女行年起于壬申。

以至分野异域，则所产有多寡之宜；吉事有祥，则所梦各应其类。是故荆扬薄壤多女，雍冀厚壤多男，熊罴为男子之祥，蛇虺①为女子之祥，是皆理之可推也。

《周官》职方也，扬州其民，三男五女。荆州其民，一男二女。雍州其民，三男二女。冀州其民，五男三女。《诗·斯干》篇名：吉梦维何，维熊维罴，维虺维蛇，大人占之。维熊维罴，男子之祥；维虺维蛇，女子之祥。

胎化之法，有所谓转女为男者，亦皆理之自然。如食牡鸡，

---

① 虺（huǐ 毁）：古书上说的一种毒蛇。

取阳精之全于天产者；带雄黄①，取阳精之全于地产者。

《千金方》转女为男：丹参丸，用东门上雄鸡头。又方：取雄黄一两，缝囊盛带之。本草：丹雄鸡，补虚温中，通神杀毒，其肝补肾，其冠血益阳。雄黄人佩之，鬼神不能近，毒物不能伤。

操弓矢，藉斧斤，取刚物之见于人事者，气类潜通，造化密移，必于三月兆形之先。盖方仪则未具，阳可以胜阴，变女为男，理固然也。

巢氏论云：妊娠②三月，始胎形，象始化，未有定仪，见物而变，欲得男者，操弓矢，食雄鸡。

气质生成章

具天地之性，集万物之灵，阴阳平均，气质完备，咸其自尔。然而奇偶异数，有衍有耗；刚柔异用，或强或羸。血荣气卫，不能逃于消息盈虚之理，则禀质之初，讵可一概论耶？是以附赘垂疣，骈拇枝指，侏儒跛蹩，形气所赋者有如此者。疮疡痈肿，聋盲喑哑，瘦瘠疲癃，气形之病有如此者。然则胚胎造化之始，精遗气变之后，保卫辅翼，固有道矣。

《孝经》云：天地之性人为贵。《书·秦誓》曰：惟人万物之灵。

天有五气，各有所凑；地有五味，各有所入。所凑有节适，所入有度量。凡所畏忌，悉知戒慎。资物为养者，理固然也。故寝兴以时，出处以节。

《六节藏象论》曰：天食人以五气，地食人以五味。王冰

---

① 黄：原无，据《校注妇人良方·凝形殊禀章》补。
② 娠：原作"妊"，据《千金要方·妇人方》改。

云：天以五气食人者，臊气凑肝，焦气凑心，香气凑脾，腥气凑肺，腐气凑肾。地以五味食人者，酸味入肝，苦味入心，甘味入脾，辛味入肺，咸味入肾也。

可以高明，可以周密，使雾露风邪，不得投间而入。因时为养者，理宜然也。故必调喜怒，寡嗜欲。

《礼记·月令》：仲夏之月，可以居高明，可以处台榭。《脉要精微论》云：冬日在骨，蛰虫周密，君子居室。夏则顺阳在上，故可以高明；冬则顺阳气之伏藏，故可以周密。

作劳不妄，而气血从之，皆所以保摄妊娠，使诸邪不得干焉。

《天真论》岐伯曰：上古之人，其知道者，不妄作劳，故能形与神俱，而尽终其天年。《通天论》曰：圣人陈阴阳，筋脉和同，骨体坚固，气血皆从。

苟为不然，方授受之时，一失调养，则内不足以为中之守，外不足以为身之强，气形弗克，而疾疢因之。

《脉要》曰：五脏者，中之守也，得守者生，失守者死。又曰：五脏者，身之强也，得强则生，失强则死。

若食兔唇缺，食犬无声，食杂鱼而生疮癣之属，皆以食物不戒之过也。

孙真人《养胎法》云：妊娠食兔肉令子缺唇，食犬肉令子无音声，食干鲤鱼令子患疮癣。《异法方宜①论》云：食之使人热中。注云：鱼发疮。

心气大，惊而癫疾。

《奇病论》帝曰：人生而病癫疾者何？岐伯曰：名为胎病。此得之在腹中时，其母有所大惊，气上不下，精气并居，故令

---

① 宜：原无，据《校注妇人良方·气质生成章》补。

子发为癫疾也。

肾气不足而解颅。

巢氏云：解颅者，言小儿年虽长，而囟门不合，头缝开解，是皆由肾气不成故也。肾主骨髓，而脑为髓海，肾气不成，则脑髓不足。不能成，故头颅开解。

脾胃不和而赢瘦。

巢氏曰：夫赢瘦不生肌肤，皆为脾胃不和，不能饮食，故血气衰弱，不能荣于肌肤也。凡小儿在胎而遇寒，或生而伏热，皆令儿不能食，故赢瘦也。

心气虚乏而神不足，皆由气血不调之故也。诚能推而达之，使邪气无所乘，兹乃生育相待而成者。

《病源》云：肺主气，心主脉，而血气通荣脏腑，循行经络，产则血气伤损、脏腑不足，而心统领诸脏，使其劳伤不足，则令惊悸恍惚，是心气虚也。

故曰：天不人，不因人。

《法言》云：天不人，不因人，不天不成。

转女为男法

若妇人怀娠未满三月，男女未定，形象未成，故药饵方术，可以转令生男者，理或有之。其法以斧置妊妇①床下，系刃向下，勿令人知。恐不信，试令鸡抱卵时，依此置窠下，一窠尽出雄者。又自初觉有娠，取弓弩弦缚妇人腰下，满百日去之，此紫宫玉女秘法也。又妊娠三月以前，以雄鸡尾尖上满②毛三茎，潜安妇人卧席下，又取夫发及手足甲，潜安卧席下，俱勿

---

① 妇：原作"娠"，据《妇人大全良方·转女为男法》改。
② 满：《妇人大全良方·转女为男法》作"长"。

令知之。又妊娠才满三月，要男者，以雄黄半两，衣中带之，要女者，以雌黄带之。以上诸法，试之良有验也。

妊娠脉例

王子亨①云：若妊娠，其脉三部俱滑大而疾。在左则男，在右则女。经云：阴搏阳别，谓之有子。搏者近也，阴脉逼近于下，阳脉则出于上，阳中见阳，乃知阳施阴化，法当有子。又少阴脉②动甚者，妊子也。手少阴属心，足少阴属肾，心主血，肾主精，精血交会，投识于其间，则有娠。又三部脉浮沉正等，无病者，有妊也。余病如《脉经》③说，左手尺脉浮洪者，为男胎也；右手尺部浮洪者，为女胎也。两④手尺部俱洪者，为两男，俱沉实者，为两女。又云：中指一跳一止者，一月⑤胎；二跳二止者，二月胎也。

诊妇人有妊脉歌

肝为血兮肺为气，血为荣兮气为卫。阴阳配偶不参差，两脏通和皆类例。血衰气旺定无妊，血旺气衰应有体。

肝藏血，为荣属阴；肺主气，为卫属阳。阴阳配偶者，是夫妇匹配，偶合媾精，乃有子也。若血少气盛，则无娠孕。若血盛气少，则有孕也。

寸微关滑尺带数，流利往来并雀啄，小儿之脉已见形，数月怀耽犹未觉。

---

① 王子亨：宋代医家，著有《全生指迷方》4卷。
② 又少阴脉：此四字漫漶，据《校注妇人良方·脉例》补。
③ 有妊也余病如脉经：此八字漫漶，补据同上。
④ 浮洪者为女胎也两：此八字漫漶，补据同上。
⑤ 指一跳一止者一月：此八字漫漶，补据同上。

寸脉微，关脉滑，尺脉带数及流利雀啄，皆是经脉闭塞①不行成胎。以上之脉，皆是血多气少之脉，是怀小儿之脉，已见形状也。

左疾为男右为女，流利相通速来去，两手关脉大相应，已形亦在前通语。

左手脉疾为怀男，右手脉疾为怀女。及两脉流行，滑利相通，疾速来去，是或两手关脉洪大相应，是其胎已有形状也。

左脉带纵两个男。

纵者，夫行乘妻，水行乘火，金行乘木，即鬼贼脉也，名曰纵。见在左手，则怀两个男儿也。

右手带横一双女。

横者，妻乘夫也，是火行乘水，木行乘金，即所胜脉也，名曰横。见于右手，则怀一双女儿也。

左手脉逆生三男。

逆者，子乘母也，是水行乘金，火行乘木，即已生脉也，名曰逆。见于左手，则怀三个男儿也。

右手脉顺还三女。

顺者，母乘子也，是金行乘水，木行乘火，即生己之脉也，名曰顺。见于右手，则怀三个女儿也。

寸关尺部皆相应，一男一女分形证。

寸关尺部脉大小迟疾相应者，是怀一男一女形证之脉也。谓关前为阳，关后为阴，阴阳脉相应，故怀一男一女也。

有时子死母身存，或即母亡存子命。

---

① 诊妇人……经脉闭塞：此一百四十七字漫漶，据《校注妇人良方·诊妇人有妊歌》补。

此二句之文，无辨子母存亡之法。

往来三部通流利，**滑数相参皆替替**，阳实阴虚脉得明，遍满胸膛皆逆气。

若寸关尺三部通行流利，皆替替有力而滑数，皆是阳实阴虚之脉，主妊妇逆气遍满胸膛而不顺也。

左手太阳浮大男。

左手寸口为太阳，其脉浮大，则是怀男子。

右手太阴沉细女。

右手寸口为太阴，其脉沉细，是怀女脉也。

诸阳为男诸阴女，指下分明长记取。

诸阳脉皆为男，即为大疾数滑①实之类也，当怀男子。诸阴脉，三部沉细之类是也，当怀女子。

三部沉正等无绝，尺内不止真胎妇。

寸关尺三部脉沉浮正直齐等，举按无绝断，及尺内举按不止住者，真的怀胎妇也。

夫乘妻兮纵气雾。

经云：纵者，夫乘妻也。水行乘火，金行乘木，即鬼贼脉也。纵气雾，雾者露也，又上下也。谓夫之阳气，乘妻之阴气，二气上下相逐，如雾润结子也。

妻乘夫兮横气助。

横者，妻乘夫也，见前注。谓两傍横气相佐助也。

子乘母兮逆气参。

逆者，子乘母也。谓子气犯母气，相乘逆行之气相参合也。

母乘子兮顺气护。

---

① 滑：原作"清"，据《校注妇人良方·诊妇人有妊歌》改。

是母气乘于子气为顺，气相护卫也。凡胎聚纵横逆顺四气以荣养，方以成形也。

小儿日足胎成聚，身热脉乱无所苦。

妇人怀小儿五个月，是以数足，胎成就而结聚也。必母身体壮热，当见脉息躁乱，非病苦之症。谓五月胎已成，受火精以成气，故身热脉乱，是无病也。

汗中不食吐逆时，精神结备其中住。

谓妊胎受五行精气以成形，禀二经以荣其母。怀妊至五月，其胎虽成，其气未备，故胎气未安，上冲心胸，则汗出不食吐逆，名曰恶阻，俗呼选饭，唯思酸辛之味，以调胎气也。

滑疾不散三月胎。

妊娠三月名始胎，此是未有定仪，心包脉养之，故脉见滑疾流利，为少气多血。不散谓血气盛，则始结为胎也。

但疾不散五月母。

其脉但疾数而不散者，是五个月怀胎之母也。

弦紧牢强滑利安，沉细而微归泉路。

孕妇之脉，宜弦紧牢强滑利，为安吉之脉。若沉细而微，谓脉与形不相应，故云死也。前文虽云太阴沉细，又云诸阴为女，其说似有相违，谓三部脉皆不沉细及微，故不同也。愚按：弦紧牢强滑利安二句，指临产之脉，非言怀孕时也，若孕则沉细。诸阴但为女脉，无害，当分推之，勿一例看。

验胎法

妇人经脉不行，已经三月，欲验有胎，川芎生为末，空心，浓煎，艾汤调下二钱，腹内微动，则有胎也。

胎杀避忌产前将护法

一受孕之后，切宜避忌胎杀所游。如经云：刀犯者形必伤，泥犯者窍必塞，打击者色青黯，系缚者相拘挛，甚至母殒，祸如反掌。

月游胎杀

立春在房床，惊蛰在户单扇，清明在门双扇，立夏在灶，芒种在母身，小暑在灶，立秋在碓按经本云在正北方子云，白露在厨前，寒露在门，立冬在户及厨，大雪在炉及灶，小寒在房母身。

十干日游胎杀

甲巳日占门，乙庚日占碓磨，丙辛日占井灶，丁壬日占厨解，戊癸日占米仓。

十二支日游胎杀

子丑日占中堂，寅卯辰酉日占灶，巳午日占门，未申日占篱下，戌亥日占房。

六甲旬游胎杀

甲子旬游窗碓，甲戌旬游正厅，甲申旬游中庭，甲午旬游房内，甲辰旬游房中，甲寅旬游窗门。

太史局日游胎杀

每遇癸巳、甲午、乙未、丙申、丁酉五日，在房内北。庚子、辛丑、壬寅三日，在房内南。癸卯一日，在房内西。甲辰、乙巳、丙午、丁未四日，在房内东。六戌、六巳日，在房内中。余日在外无占。凡游在房内，不宜于方位上安床帐及扫舍，皆凶。

又有小儿杀及本年三杀，及产母身黄定命，皆不可犯。凡妊娠之后，将此贴于房内，常照见之。切不可穿凿修掘，移钉系篱壁，重物展压之类。犯之重则胎死腹中，母亦不利，轻则子受其殃，成人之后，必定破形拳挛，跛缩喑哑，犯之极验。

饮食禁忌

一受孕之后，切宜忌不可食之物，非惟有感动胎气之戒，然于物理，亦有厌忌者。设或不能戒忌，非特延月难产，亦能令儿破形母损，可不戒哉！

食鸡肉糯米合食，令子生寸白虫。

食羊肝，令子生多厄。

食鲤鱼鲙及鸡子，令儿成疳多疮。

食犬肉，令子无声音。

食兔肉，令子唇缺。

食鳖肉，令子项短及损胎。

食鸭子共桑椹同食，令子倒生心寒。

食螃蟹，令子横生。

食雀肉合豆酱食之，令子面生黯点黑子。

食豆酱合藿香食之，坠胎。

食水浆绝产。

食雀肉，令子不耻多淫。

食山羊肉，令子多病。

食生姜，令子多指生疮。

食虾蟆、鳝鱼，令儿喑哑。

食驴骡马肉，延月难产。

如此之类，无不验者，则知圣人胎教之法矣。

孕妇药忌歌

蚖①蟹②水蛭地胆虫，乌头附子配天雄，踯躅野葛蝼蛄类，
鸟喙侧子及虻虫，牛黄水银并巴豆，大戟蛇蜕及蜈蚣，牛膝藜
芦并薏苡，金石锡粉及雌雄，牙硝芒硝牡丹桂，蜥蜴飞生及䗪
虫，代赭蚱蝉胡粉麝，芫花薇衔草三棱，槐子牵牛并皂角，桃
仁蛴螬和茅根，檵③根硇砂与干漆，亭长波流茵草中，瞿麦萠④
茹蟹爪甲，猬皮赤箭赤头红，马刀石蚕衣鱼等，半夏南星通草
同，干姜蒜鸡及鸡子，驴肉兔肉不须供，切须妇人产前忌，此
歌宜记在心胸。

起居忌

妊后勿乱服药，勿过饮酒，勿妄针灸，勿向非常地便，勿
举重登高涉险。心有大惊，犯之难产子，疾病勿多睡卧，时时
行步。体虚肾气不足，生子解颅脑破不合，宜温补。脾胃不和，
荣卫虚怯，子必羸瘦。自家及邻家修造动土犯其胎气，令子破
形殒命，切宜避之。

---

① 蚖（yuán 元）：毒蛇。
② 蟹（bān 般）：指斑蝥。
③ 檵（dǎng 党）：即茱萸。
④ 萠（jiān 间）：指莲子。

卷 三

胎前类

受胎在腹，七日一变。展转相成，各有生相。故凡怀孕之后，最宜将息。勿数交接以扰子宫，勿怒，勿劳，勿举重，勿使洗浴，则窍开而堕。一月在肝，多服养肝平气之药，胎自固矣。逐月调养，《局方》选用。

妊娠随月服药养胎法

北齐徐之才①云：妊娠一月，名始胚。饮食精熟，酸美受御，宜食大麦，毋食腥辛，是谓才正。是月足厥阴脉养，不可针灸其经。此经内属于肝，肝主筋血。一月之内，血行否涩，不为力事，寝必安静，毋令恐畏。况一月阴阳新合为胎，寒多为痛，热多卒惊，举重腰痛，腹满胞急，卒有所下，当预安之，宜服乌雄鸡汤。

本条附方

乌雄鸡汤方

乌雄鸡一只，治如食法　吴茱萸一两　茯苓　阿胶各二两　生姜　甘草各一两　人参　芍药　白术各三两②　麦门五合，去心

上以水一斗二升，煮鸡取汁六升，下药，煮取三升，纳酒三升并胶等，取汁三升，分三服。

补胎汤　若曾伤一月胎者，当预服此药。

---

① 北齐徐之才：《校注妇人良方·妊娠随月服药将息法》作"千金"。
② 生姜……白术各三两：此十六字原无，据《校注妇人良方·妊娠随月服药将息法》补。

细辛一两　防风二两　乌梅一升　吴茱萸　生地黄　白术各一两　大麦五合　生姜四两

上以水七升，煮取汁二升半，分三服。寒多倍细辛、茱萸；热多去细辛、茱萸，加栝蒌根二两；有所思去大麦，加柏子仁三合。一方：有人参一两。忌生菜、芜荑、桃、李、雀肉等物。

妊娠二月，足少阳脉养，不可针灸其经。此经内属于胆，胆主精，是时儿精成于胞里，当谨护勿惊动。况二月始阴阳①踞经，有寒不成，有热即萎。卒中风寒，有所动摇，心满，脐下悬急，腰背强痛，卒有所下，乍寒乍热，艾叶汤主之。

艾叶汤方

丹参　当归　人参　麻黄去节　艾叶　阿胶炙，各二两　甘草一两，炙　大枣十二枚　生姜六两

上以酒三升，水一斗，纳药煮减半，去滓纳胶，煎取三升，分三服。忌海藻、菘菜。

黄连汤　若曾伤二月胎者，当预服此药。

黄连　人参各一两　吴茱萸五合　生地黄五两　生姜三两

上以醋浆七升，煮取三升，分四服，日三夜一，每十日作一剂。若胎不安，加乌梅一升。加乌梅者，不用浆，直用水。忌猪肉、冷水、芜荑。一方：加当归半两。

妊娠三月，名始胎。当此之时，未有定仪，见物而化。欲生男者操弓矢，欲生女者弄珠玑。欲子美，数视璧玉；欲子贤良，端正清虚。是谓外象而内感者也。是月手心主脉养，不可针灸其经。此经内属于心，毋悲哀思虑惊动。盖三月为定形，有寒则大便清，有热则小便难，不赤即黄。卒惊恐忧愁瞋恚喜，

---

① 阳：原无，据《校注妇人良方·妊娠随月服药将息法》补。

顿仆动于经脉，腹满，绕脐苦痛，腰背痛，卒有所下。宜服雄鸡汤。

雄鸡汤方

雄鸡一只，治如食法　甘草炙　茯苓　人参　阿胶各二两，炒黄芩　白术各一两　芍药四两　大枣十二枚，擘　生姜一两，切　麦门冬去心，五合

上以水一斗五升，煮鸡减半，纳药，煮取一半，入清酒三升并胶，再煎取三升，分三服，日饮尽。忌海藻、菘菜、酢物、桃、李、雀肉等。一方：有当归、川芎二两，无黄芩、生姜。

茯神汤　若曾伤三月胎者，当预服此药。

茯神　丹参　龙骨各一两　阿胶炒　当归　甘草炙　人参各二两　赤小豆　大枣十二枚，擘

上酢浆一斗，煮取三升，分四服。七日后服一剂。腰痛加桑寄生二两。《深师方》有薤白二两，麻子一升。忌同前。

妊娠四月，以受水精，始成血脉。其食稻粳，其羹鱼雁，是谓成血气，以通耳目而行经络。是月手少阳脉养，不可针灸其经。此经内输三焦，其时儿六腑顺成，当静形体，和心志，节饮食。盖四月为离经，有寒，心下愠愠①欲呕，胸满不食，小便如淋，脐下苦急。卒中风寒，颈项强痛，寒热，或惊动身躯，腰背腹痛，或时胎上，胸烦不安，卒有所下。宜服菊花汤主之。

菊花汤方

菊花如鸡子大，一枚　麦门冬去心，一升　麻黄去节　阿胶炙，各二两　生姜五两　甘草炙　当归酒洗　半夏洗，各二两　人参一两

① 心下愠（yùn 运）愠：胃脘不适。心下，指胃脘。愠愠，怨怒貌。

五钱　大枣十二枚，擘

上以水八升，煮减一半，纳清酒三升并阿胶，煎取三升，分二服，温卧，当汗，以粉扑之，护风寒四五日。忌食如前。

调中汤

芍药四两　甘草炙　芎䓖　续断各一①两　柴胡　李根白皮白术各三两　乌梅一升　当归二两五钱　生姜四两　厚朴炒　枳实炒，各二两

上以水一斗，煮取三升，分四服，日三夜一，八日每服一剂。一方：有半夏二两。忌海藻、菘菜、桃、李、雀肉。

妊娠五月，始受火精，以成其气。晏起沐浴浣衣，居处必厚其衣裳，朝吸天光，以避寒殃，其食稻麦，其羹牛羊，和茱萸调以五味，是谓养气以定五脏。是月足太阴脉养，不可针灸其经。此经内输于脾，其时儿四肢成。毋太饥，毋甚饱，毋食干燥，毋自炙热，毋大劳倦。盖五月毛发初生，有热，苦头眩，心乱，呕吐；有寒，则腹满痛，小便数。卒有恐怖，四肢疼痛，寒热，胎动无常处，腹痛顿欲仆，卒有所下。宜服阿胶汤，又名旋覆花汤主之。

阿胶汤方

阿胶四两，炙　人参一两　生姜六两　吴茱萸七合　当归　旋覆花　芍药　甘草炙　黄芩各二两　麦门冬去心，一升

上以水九升，煮取一半，纳清酒三升并阿胶，微火煎取三升半，分四服，日三夜一。先食后服，便愈。不瘥，更服。忌海藻、菘菜。

安中汤　若曾伤五月胎者，当预服此方。

---

①　一：原无，据《校注妇人良方·妊娠随月服药将息法》补。

甘草炙　芍药各三两　当归　人参　生地黄　芎䓖各二两
五味子五合　麦门冬去心，一升　大枣三十五枚，擘　生姜六两　火
麻仁五合　黄芩一两

上以水七升，清酒五升，煮取三升半，分四服，日三夜一，
七日再服一剂。忌如前。

安胎当归汤　若妊娠五月，举动惕胎不安，小腹痛引腰膝，
小便下血。

当归　阿胶炒　芎䓖　人参各一两　大枣十二枚　艾一把

上以酒水各三升，煮至三升，去滓，纳胶令烊，分三服。
一方：有甘草，无参、枣。

妊娠六月，始受金精以成筋，身欲微劳，无得静处，出游
于野，数观走犬走马，食宜①鸷鸟猛兽之肉，是谓变腠理纫②
筋，以养其力，以坚背膂。是月足阳明脉养，不可针灸其经。
此经内属于胃，主其口目。盖六月之时，儿口目皆成，调五味，
食甘美，毋太饱。六月卒有所动不安，寒热往来，腹内胀满，
体肿惊怖③，忽有所下，腹痛如欲产，手足烦疼，宜服麦门
冬汤。

麦门冬汤方

麦门冬去心，一升　甘草炙　人参各一两　生地黄三两　黄芩
二两　阿胶炒，四两　生姜六两　大枣十五枚，擘

上以水七升，煮减半，纳清酒二升并胶，煎取三升，分三

---

①　宜：诸本均作"忌"，据《千金要方·妇人方上》改。

②　纫（rèn 任）：通"韧"。柔韧而坚固。汉乐府诗《孔雀东南飞》：
"蒲苇纫如丝。"

③　体肿惊怖：原作"肿惊恍"，据《校注妇人良方·妊娠随月服药将
息法》改。

服，如人行三四里，进糜粥。忌海藻、菘菜、芜荑。

柴胡汤　若曾伤六月胎者，当预服之。

柴胡四两　白术　芍药一方作紫葳　甘草炙，各二两　麦门冬三两，去心　苁蓉一两　芎䓖二两　生地黄五两　生姜六两　大枣三十枚，擘

上以水一斗，煮取三升，分四服，日三夜一，仍进糜粥，七日更服一剂。忌海藻、菘菜、芜荑、桃、李、雀肉等。一方：有黄芩二两。

旋覆花汤亦名阻病　《集验》疗妊娠六七月，胎不安常处。亦治阻病。

旋覆花一两　厚朴制　白术　枳壳　黄芩炒　茯苓各三两　半夏炒，一方无　芍药　生姜各一两①

上以水一斗，煮取二升半，先食分五服，日三夜二。忌羊肉、饧②、醋、桃、李、雀肉等。

妊娠七月，始受水精以成骨。劳身摇肢，无使定止，动作屈伸，以运血气。自此后，居处必节饮食，避寒暑，食粳稻，以密腠理，是谓养骨而坚齿。是月手太阴脉养，不可针灸其经。此经内属于肺，主皮毛。是时儿皮毛已成，无大言，无号哭，无薄衣，无洗浴，无寒饮。若忽惊恐摇动，腹痛卒有所下，手足厥阴脉。若伤寒，烦热，腹满，短气，常苦颈项腰背强。宜服葱白汤。

---

① 一两：《校注妇人良方·妊娠随月服药将息法》作"二两"。

② 饧（xíng 性）：用麦芽或谷芽熬成的饴糖。

葱白汤方①

葱白十五枚　半夏细切，炒　人参一两五钱　生姜八两　甘草炒
当归　黄芪炒，各三两　阿胶炒，四两　黄芩一两　旋覆花一把　麦
门冬去心，一升

上以水八升，煮减半，纳清酒三升并胶，煎四升，温服一
升，日三夜一，温卧当汗出。无汗加麻黄二两。秋后勿强汗。
忌羊肉、饧、海藻、菘菜等。

杏仁汤　若曾伤七月胎者，当预服。

杏仁去双仁、皮尖，碎　甘草炙　钟乳研　麦门冬去心　吴茱
萸各一升　五味子　粳米各五合　紫菀一两

上以水八升，煮取三升半，分四服，日三夜一，七日服一
剂。忌海藻、菘菜。

妊娠八月，始受土精，以成肤革。和心静息，毋使气极，
是谓周密腠理，光泽颜色。是月手阳明脉养，不可针灸其经。
此经内属于大肠，大肠主九窍。是时儿九窍皆成，母食燥物，
毋辄大食，毋忍大气。若中风寒，有所犯触，身体尽痛，乍寒
乍热，胎动不安，苦头眩痛，绕脐下寒②，时时小便，白如米
汁，或青或黄，或寒栗，腰背苦冷痛，而目视茫茫。宜服芍药
汤主之。

芍药汤方

芍药四钱　人参　当归　甘草炙，各二两　白术一两　厚朴二
两，制　薤白切，一升　生姜切，四两

上以水五升，酒四升，煮取三升，分四服，日三夜一。忌

---

① 葱白汤方：此四字原无，据《校注妇人良方·妊娠随月服药将息法》
补。

② 寒：原无，据《校注妇人良方·妊娠随月服药将息法》补。

海藻、菘菜、桃、李、雀肉等类。

葵子汤 若曾伤八月胎者，当预服。

甘草炙 柴胡 白术各二两 厚朴姜制，炒 芍药 葵子二升 生姜六两 大枣二十枚，擘

上以水九升，煮取三升，分四服，日三夜一，日服一剂。忌猪肉、冷水、芜荑、桃、李、雀肉、酢①物等类。

妊娠九月，始受石精，以成皮毛，六腑百节，莫不毕备。饮醴食甘，缓带自持而待之，是谓养毛发，多才力。是月足少阴脉所养，不可针灸其经。此经内属于肾，肾主续缕皆成，无处温冷，无着炙衣。若卒下痢腹满，悬急上冲，腰背痛不可转侧，短气。宜服半夏汤。

半夏汤方

半夏泡，炒，五合 麦门冬去心，五合 干姜炮，一两 当归 吴茱萸 阿胶炙，各三两 大枣十二枚，擘

上以水九升，煮取三升，去渣，纳蜜八合，微火温，分四服，痢即止。忌生血物、饧。

猪肾汤 若曾伤九月胎者，当预服。

猪肾一具 茯苓 桑寄生 干姜炮 生地黄 芍药各三两 白术 麦门冬一升，去心 附子大者一枚，炮

上以水一斗，煮猪肾熟去之，纳诸药，煎三升半，分四服，日三夜一，十日更一剂。忌猪肉、芜荑、桃、李、雀肉、酢物。

妊娠十月，五脏俱备，六腑通，纳天地气于丹田，故使关节人事皆备，但俟时而生。

按：妊娠所禁之法，皆传自上古，当永为遵守。其方药用

---

① 酢（cù 促）：同醋。

须斟酌。

芎䓖补中汤 治怀孕血气不能荣养，以致半产。予尝治一妊娠不足月而损坠，服此药遂安。

干姜煨　阿胶炒　五味子　芎䓖各五分　黄芪炒　当归　白芍药　杜仲炒　白术各一钱　木香　人参　甘草炙，各五分

上水煎服。

妊娠恶阻

妊娠恶阻病，《产宝》谓之子病，《巢氏病源》谓之恶阻。由胃气怯弱，中脘停痰。脉息和顺，但肢体沉重，头眩择食，惟嗜酸咸，甚者寒热呕吐，胸膈烦满，半夏茯苓丸主之。若中脘停痰，用二陈汤加枳壳。若饮食停滞，用六君子加枳壳。若脾胃虚弱，用异功散。若血气不足，用人参橘皮汤，兼气恼加枳壳，胸胁痞闷再加苏梗，胁痛再加柴胡。若饮食少思，用六君子加紫苏、枳壳。头晕体倦，亦用六君子汤。若脾胃虚弱，呕吐不食，用半夏茯苓汤。盖半夏乃健脾气化痰滞之主药也，脾胃虚弱而呕吐，或痰涎壅滞，饮食少思，胎不安，必用茯苓半夏汤倍加白术。然半夏、白术、茯苓、陈皮、砂仁，善能安胎气，健脾胃，予常用验矣。

妊娠痰逆不食

妊娠呕逆者，乃水饮停积为痰，轻者妨食呕逆，甚者腹痛伤胎，皆由胃气不健，或风冷外乘所致也。因食停滞，用半夏茯苓汤加枳壳，兼气恼，更加柴胡。因痰壅滞，用半夏茯苓汤加白术。因风寒外伤，用参苏饮。饮食腹胀，用香砂六君子汤。寒热呕吐，人参养胃汤。

胎动不安

妊娠胎动，或饮食起居，或冲任风寒，或跌仆击触，或怒

伤肝火，或脾气虚弱，当各推其因而治之。若因母病而胎动，但治其母。若因胎动而母病，唯当安其胎。轻者转动不安，重者必致伤坠。若面赤舌青，是儿死也。面青舌赤吐沫，是母死也。唇口色青，两边沫出，是子母俱死也。察而治之。胎气郁滞者，用紫苏饮。脾气虚弱者，六君子汤加苏、壳。郁结伤脾者，归脾汤加柴、栀。郁怒伤肝脾者，四七汤加芎、归。怒动肝火者，加味①小柴胡汤。若胎已死，急用平胃散加朴硝腐化之。胎动腹痛，面青冷汗出，气欲绝者，钩藤汤。腹痛下水者，黄芪汤。下血不安，腰腹作痛，安胎寄生汤，或顺气饮子，或四物汤加熟艾、阿胶、茯苓，或芎䓖补中汤、杜仲丸皆妙。又方：川芎二两，葱白五两，水三碗，煮二碗②，分三服。

妊娠漏胎下血

妊娠经水时下，此由冲任气虚，不能约制。盖心、小肠二经，相为表里，上为乳汁，下为月水。故妊娠经水，壅之以养胎，蓄之以为乳。若经水时下，名曰胞漏，血尽则毙矣。此症若因风热，用防风黄芩丸。若因血热，用加味逍遥散。若因血虚，用二黄散。若因血去太多，用八珍汤。未应，补中益气汤。若因肝火，用柴胡山栀散。若因脾火，用加味归脾汤。若因事下血作③痛，用八珍汤加阿胶、熟艾。若因脾胃虚弱，用补中益气汤加五味子。若因脾胃虚陷，用前汤，倍用升麻、柴胡。若晡热内热，宜用逍遥散。

---

① 味：原无，据《校注妇人良方·胎动不安方论》补。
② 二碗：《校注妇人良方·胎动不安方论》作"二碗半"。
③ 若因事下血作：原倒至"八珍汤"后，据《校注妇人良方·妊娠漏胎下血方论》乙正。

妊娠卒然下血

妊娠下血，因冷热不调，七情失宜，气血不和所致。若伤于胎，则痛而下血，甚则胎堕矣。此症若因气怒，用小柴胡汤。若因风热，用黄芩①防风丸。若因血热，用一味子芩丸。腰痛下血，用安胎散。若因脾气虚弱，用六君子汤。若因中气下陷，用补中益气汤。若妊娠三四月，腹痛时时下血，用大全方。若胎漏下血，淋沥不已，用桑寄生散。胎漏败血凑心，日渐胎干，子母危困者，用郑氏人参散。又干桃散，取桃树上干不落桃子，烧灰和水服，治漏胎下血不止。

妊娠惊胎及僵仆

妊娠惊胎者，乃怀妊将满，胎神已具，坠仆伤胎，甚至下血不醒。亦须验其子母安否，当参前胎动不安论治之。此症若因怒跌仆，或手足抽搐，用钩藤汤。若因气滞，用紫苏饮。若因脾胃气虚，用六君子加苏梗。若郁结伤脾，用归脾汤。若郁怒伤肝脾，用四七汤加芎、归。若去血过多，用佛手散；如不应，胶艾汤。气血虚，八珍加胶、艾。一方：用川芎末二钱，酒下二三服。胎生即安，胎死即下。

妊娠胎气上逼

妊娠将养如法，则血气调和，胎得其所，而产亦易。否则胎动气逆，临产亦难，甚至危矣。此症若气逆胎上，用紫苏饮。饮食不甘，兼以四君子。若内热晡热，兼以逍遥散。若胃火所致，用四君、黄芩、枳壳、柴、栀。若脾郁所致，用归脾汤加柴、栀、枳壳。若荡心闷绝，上冲下筑，唇口青，手足冷，用

---

① 黄芩：《校注妇人良方·妊娠卒然下血方论》作"一味"。

当归汤。冲心欲死，不能饮食，用三神汤或佛手散。一方：用艾叶一团如鸡子大，以头醋四升，煎取二升，温服。又秘录方，用神曲半斤，摇碎，和熟水，绞出汁三钟，温服即止。

妊娠下如豆汁胎动腹痛

按：此症由饮食不节，或劳伤形体，或素患心气不足，因饮食劳倦，致令心火乘脾，其脉缓而弦急，按之洪大，皆脾上受邪也，以升阳除湿汤主之。肝脾风热，用加味逍遥散。肝脾郁怒，用加味归脾汤。脾胃气虚，用钱氏白术散。若脾气下陷，用补中益气汤。肝经风热，用防风黄芩丸。风入肠胃，用胃风汤。一方：用糯米五升，黄芪六两炒，用水煎，分四服。《补遗》用野苎根二两，好银三五两，或金银首饰，煎水酒各半服，愈。

妊娠误服毒药胎动

按：此症若因毒药，用甘草、黑豆、淡竹叶。若因顿仆，用阿胶散；不应，煎送知母丸。若因顿仆，下血腹痛，用佛手散；未应，用八珍汤送知母丸。血出过多，用八珍汤斤许，益母草四两，水煎，徐徐与服。若胎死，以朴硝或平胃散下之。

妊娠心痛

妊娠心痛，乃风邪痰饮交结。若伤心正经，为真心痛，朝发夕死，夕发旦死。若伤心支络，则乍安乍作。若伤于子脏，则胎动而下血。此症若饮食所伤，用平胃散加枳壳、山楂。若因错杂诸邪，当审其因而治之。烦热作渴心痛，用白术散即愈。心腹作痛，胸胁作胀，吞酸不食，此肝脾气滞，用二陈汤加山楂、山栀、青皮、木香而愈①。因怒气动胎，痛不食，面色青黄，肝脾脉弦紧而长，此肝乘脾②土。用六君子汤加升麻、柴胡、木香愈。又方：用当归、川芎、茯苓、厚朴姜制各一钱，水煎服。《雷公炮炙论》云：心痛欲绝，急觅玄胡。

妊娠心腹痛

妊娠心腹痛，或宿有冷疾，或新触风寒，或痰饮相搏，若痛伤③胞络，必致动胎，甚则伤堕。此症若风寒痰饮，用金沸草散。胎气郁滞，加香附、川芎。若饮食停滞，用六君子加紫苏、枳壳。若怒动肝火，用前药更加柴胡、山栀。若郁结伤脾，用归脾汤加枳壳、山栀。腹中绞痛，心下急痛者，当归芍药散。又方：二三月忽心腹腰痛，胎不安者，当归三钱，阿胶炒二钱，甘草炙二钱，葱白四钱，分二服，每服水二盏，煎大半，服立愈。小腹痛者，由胞络虚，风寒相搏，痛甚亦令胎动，用七仙散：当归、川芎各八分，阿胶炒、人参、艾叶各四分，茯苓一钱，大枣二十枚，水煎温服。一方：以川芎为细末，酒调下。或紫苏饮加生姜。因怒气炽盛，龙胆泻肝汤。

妊娠中恶

妊娠若忽然心痛闷绝欲死者，谓之中恶。盖因气血不足，精神衰弱，故邪毒得以中之也。此症当调补正气为善，用金银藤一味，煎汤饮之。一方：用生地二钱，枳壳一钱，木香三钱④，水⑤煎服。又方：用豆豉一两，老姜五钱，水煎服。又

---

① 而愈：原无，据《校注妇人良方·妊娠心痛方论》补。
② 脾：原作"其"，据《校注妇人良方·妊娠心痛方论》改。
③ 伤：原无，据《校注妇人良方·妊娠心腹痛方论》补。
④ 钱：《校注妇人良方·妊娠中恶方论》作"分"。
⑤ 水：《校注妇人良方·妊娠中恶方论》作"酒"。

方：用盐一盏，水调服，又以冷水噀①之，吐出即安。

妊娠腰腹背痛

肾主腰足，因劳役伤损其经络，以致风冷乘之，腰腹相引而痛。盖妇人肾以系胞，妊娠痛甚，则胎堕也。此症若外邪所伤，用独活寄生汤。劳伤元气，用八珍、杜仲、砂仁、胶、艾。脾肾不足，以前药加白术、补骨脂。气血郁滞，用紫苏饮加桔梗、枳壳。肝火所动，用小柴胡汤加白术、枳壳、山栀。肝脾郁结，用归脾汤加柴胡、枳壳。颈项强直，腰背作痛，此膀胱经风邪所致，亦用独活寄生汤及八珍汤以祛邪固本。一方：治肾虚腰痛神妙，用补骨脂炒为末，每空心服二钱，嚼核桃肉一个②，温酒下。又方：杜仲炒、续断酒浸等分为末，煮枣肉为丸，桐子大，每服七十丸，白酒下亦可③。

妊娠心腹胀满

夫妊娠心腹胀满者，由脾胃虚寒，复因冷饮相搏所致也。若外感风寒，内伤饮食，用藿香正气散。若食伤脾胃，用六君子汤。若阳气壅滞，用紫苏饮。饮食停滞，心腹胀满，用人参养胃汤加青皮、山楂、枳壳。心腹两胁胀闷，饮食少思，四肢无力，分气饮。

妊娠数堕胎

夫胎乃阳施阴化，荣卫调和，经养完全，十月而产。若血气虚损，不能养胎，所以数堕也。凡妊妇腰痛多堕胎。按：丹

卷三

一〇七

① 噀（xùn 讯）：含在口中而喷出。

② 一个：《校注妇人良方·妊娠腰腹背痛方论》作"半个"。

③ 白酒下亦可：《校注妇人良方·妊娠腰腹背痛方论》作"酒下，米饮亦可"。

溪先生曰：阳施阴化，胎孕乃成。血气虚乏，不能荣养，其胎则坠。譬如枝枯则果落，藤萎则花坠。尝治贾氏妇，每有孕至三月前后必坠。诊其脉，左右大而无力，重则涩，知其血虚也。补其中气，使血自荣。时正初夏，教以浓煎白术汤，下黄芩末二钱，与数十帖，得保而生。因而思之，堕于内热而虚者，于理为多。曰热曰虚，盖孕至三月，上属相火，所以易堕。不然，何以黄芩、熟艾、阿胶等为安胎之妙如此也。大抵治法，须审某月属某经，育养而药之。又有跌仆闪坠，致气血损动，或因热病温疟之类，皆令堕胎，俗呼为小产，不可轻视，宜将养十倍于正产。当补其虚损，生其肌肉，益其气血，去其风邪，养其脏气，故将养宜十倍于正产也。气虚下血不止，用人参黄芪汤。下血过多，心惊体颤，头目晕转，或寒或热，脐腹虚胀疼痛，用人参汤。跌仆闪坠，以致堕胎，堕后恶滞不尽，腹中疠痛，生地黄汤或止痛饮。堕胎后血不出，用当归酒：当归炙令香、川芎炒各二两，每服三钱，无灰酒煎，入生地黄汁一合，入银器内，慢火熬至七分服，恶血下为度。又乌金散治堕胎后恶血不下，兼治诸疾血病。又猪膏饮治堕胎血不出，上抢心疼痛烦闷，猪膏七合，白蜜三合，生地黄切二两。先将猪膏、地黄煎令赤色，去地黄，将蜜膏搅匀温热，分二服，相次再服。堕胎后胞衣不下，及小产后卒有别病，欲致狼狈，刺热羊血饮一小盏极效。一方：胎气损动，血气不调，胎欲堕，用鲤鱼二斤者一尾，粳米一升，用盐酱煮食甚善。日食三四次，愈。

妊娠胎不长

夫妊娠胎[①]不长者，因有宿疾，或因失调，以致脏腑衰损，

---

① 胎：原无，据标题补。

气血虚弱，而胎不长也。当治其疾疢，益其气血，则胎自长矣。当察其经络，审其所因而治之。用黄芪汤主之。因脾气不足，面黄晡热，体倦懒食而胎不长，用八珍汤倍加参、术、茯苓三十剂，脾胃渐进，胎安而长矣。

妊娠胎动不安当下

夫人以胃气壮实，冲任荣和，则胎得所，如鱼处渊。若气血虚弱，无以滋养，其胎终不能成也。宜下之，以免其祸而全其母也。用佛手散服之，胎死者即下，胎生者亦安，或用桂心散下之。按：此症宜与前胎动不安方论并后胎死腹中方论，审母病子病而后治之，其胎果不能安者，方可议下。慎之，慎之！

妊娠堕胎后血下

堕胎后，复①损经脉而下血不止，甚则烦闷至死，皆以调补胃气为主，用十全大补汤加炮干姜愈。若肝经血热，用四物、参、术、山栀。肝经风热，用防风黄芩丸。肝经怒火，用加味逍遥散。脾经气虚，用四君、归、地。脾经郁滞，用加味归脾汤。气滞不和，用紫苏饮。胃气下陷，用补中益气汤。下血腹痛，用阿胶炒一两，艾叶五钱，用水一大盏煎服。

妊娠未足月欲产过期不产

妊娠未足月，而痛如欲产，或应产而难，或为子烦，用知母一味，蜜丸桐子大，粥饮②服之。或槐子、蒲黄等分为丸，酒服。或蒲黄水调钱许，并效。按：小产重于大产。盖大产如瓜熟自脱，小产如生采断其根蒂，岂不重哉？而人轻忽，死于

---

① 复：原无，据《校注妇人良方·妊娠脱胎后下血》补。
② 饮：原作"引"，据《校注妇人良方·妊娠未足月欲产方论》改。

是者多矣。大抵治法，宜补形气，生新血，去瘀血为主。若未足月，痛而欲产，用芎归补中汤，倍加知母止之。产而血不止，人参黄芪汤补之。产而心腹痛，当归川芎汤主之。元①气弱而欲产，八珍汤固之。出血过多而发热，圣愈汤治之。若汗不止，或昏愦喘咳，急用独参汤。若发热烦躁，或肉瞤筋惕，用八珍汤。大渴面赤，脉洪而虚者，用当归补血汤。身热面赤，脉沉而微涩②，用四君、姜、附，以回其阳可也。若以手按腹愈痛，此瘀血为患，宜当归川芎汤或失笑散消之。若按之不痛，此是血虚，宜四物、参、苓、白术。若痛而作呕，此是胃虚，宜用六君子。若痛而作泻，此是脾虚，六君子送二神丸。过期不产方：生地、川芎、当归、白芍、香附、紫苏、桃仁、枳壳、缩砂，水煎十数服，即生。

断 产

《易》曰：天地之大德曰生。然妇人有临产艰难，或生育不已，而欲断之，故录验方，以备所用。若服水银、虻虫、水蛭之类，不惟孕③不复怀，且祸在反掌。用蚕故纸④尺许烧灰为末，产后酒服之，血虚者，终不复孕。《千金》断产，用油煎水银，一日方息，空心服枣大一丸，永断胎孕，且不损人。一方：用大曲五升，清酒一斗，煮二沸，去渣，分五服，隔宿勿食，旦再服，其胎如糜，母无所苦。千金不传。一方：用四物汤，

---

① 元：原无，据《校注妇人良方·妊娠未足月欲产方论》补。
② 涩：《校注妇人良方·妊娠未足月欲产方论》作"者"，义胜。
③ 孕：原作"卒"，据《校注妇人良方·断产方论》改。
④ 蚕故纸：家蚕蛾卵子孵化后的卵壳。

每服五钱，加芸薹子①二撮，于经尽②后，空心温服。此等药皆不峻历③，无损于人。多用峻历之药，往往有不能者，是则产之害未若断产之害也。

妊娠咳嗽

夫肺，内主气，外司皮毛，皮毛不密，寒邪乘之则咳嗽。秋则肺受之，冬则肾受之，春则肝受之，夏则心受之。其嗽不已，则传于腑。妊娠病久不已，则伤胎也。此症若秋间风邪伤肺，用金沸草散。夏间火邪克金，用人参平肺散。冬间寒邪伤肺，用人参败毒散。春间风邪伤肺，用参苏饮。若肺脾气虚，用六君、芎、归、桔梗。若血虚，四物、桑皮、杏仁、桔梗。肾火上炎，用六味丸加五味子煎服。脾胃气虚，风寒所伤，则补中益气加桑皮、杏仁、桔梗。盖肺属辛金，生于己土，嗽久不愈者，多因脾土虚而不能生肺气，而腠理不密，以致外邪复感，或因肺气虚不能生水，以致阴火上炎所致。治法当壮土金，生肾水为善。若风寒咳嗽，喘急不食，用桔梗散或马兜铃散。涎多咳嗽，胸膈烦闷，旋覆花汤、华盖散皆可服。论脏腑咳，与前众病门④咳嗽方论参看。

妊娠吐血衄血

妊娠吐血，由七情脏腑所伤，气逆于上，致血上溢不止，心闷甚者多死，或坠胎也，宜用《局方》必胜散。若肝经怒火，先用小柴胡、山栀、生地，次用前药合四物，后用加味逍遥散。

---

① 芸薹子：为十字花科植物油菜的种子，功能活血化瘀、消肿散结、润肠通便。

② 尽：《校注妇人良方·断产方论》作"行"。

③ 历：意同"厉"。

④ 众病门：即"众疾类"。

肝经风热，防风子芩丸。心经有热，朱砂安神丸。心气不足，补心汤。思虑伤心，妙香散。胃经有火，犀角地黄汤。膏粱积热，加味清胃散。郁结伤脾，加味归脾汤。肺经有火，黄芩清肺饮。因气郁滞，紫苏饮子。气不摄血，用补中益气汤。肾经虚火，加味六味丸。当与前众疾类吐血方论参看。

妊娠子烦

论曰：妊娠苦烦闷者，以四月受少阴君火以养精，六月受少阳相火以养气。若母心惊胆寒，多有是症。《产宝》云：是心肺虚热，或痰积于胸。若三月而烦者，但热而已。若痰饮而烦者，吐涎恶食。大凡停痰积饮，寒热相搏，吐甚则胎动不安。若因内热，用竹叶汤。气滞，用紫苏饮。痰滞，用二陈、白术、黄芩、枳壳。气郁，用分气饮加川芎。脾胃虚弱，用六君、紫苏、山栀。热乘心脾，烦热作渴，人参散或竹茹汤，用淡竹叶①一两，水煎服。

妊娠烦躁口干

足太阴脾之经，其气通于口。手少阴心之经，其气通于舌。若脏腑不调，气血不和，以致内热乘于心脾，津液消烁，故心烦口干也。与子烦大同小异，宜用益母丸。若胃经实火，用竹叶石膏汤。若胃经虚热，用人参黄芪散。若胃经气虚，用补中益气汤。若肺经虚热，用紫苏饮。若肝经火动，用加味逍遥散。若脾气郁结，用加味归脾汤。若肾经火动，加味地黄丸。

妊娠中风

论曰：四时八方之气为风也，常以冬至之日候之。若从其

---

① 叶：《校注妇人良方·妊娠子烦方论》作"茹"。

乡来者，长养万物。否则名为虚邪，贼害万物。体虚中之，客于皮肤则顽痹不仁，入于筋脉则挛急喝僻。若兼湿热，则弛纵痿软。若入脏腑，气随所伤经络而为诸病。妊娠中之，必须早治，庶免堕胎之患。《病机机要》云：风本为热，热胜则风动，宜以静胜其躁，是亦养血也。治法须少汗，亦宜少下。多汗则虚其卫，多下则损其荣。虽有汗下之戒，而有中脏中腑之分。中腑者，多着四肢，则脉浮恶寒，拘急不仁。中脏者，多着九窍，则唇缓、失音、耳聋、鼻塞、目瞀、便秘。中腑者宜汗之，中脏者宜下之。表里已和，宜治在经，当以大药养之。此中风之要法。妊妇患之，亦当以此法治，而①佐以安胎之药，用防风散或排风汤、续命汤、参苏汤、白术酒。治妊娠中风，口噤不语，白术一两半，独活一两，黑豆一合炒，好酒煎，分四服灌之，得汗即愈。余与前众疾中风方论参看。

妊娠风痉

论曰：妊娠体虚受风，而伤足太阳经，遇风寒相搏，则口噤背强，甚则腰反张，名之曰痉。须臾自醒，良久复作，又名子痫、子冒。当审察其因而治之。若心肝风热，用钩藤汤。肝脾血虚，加味逍遥散。肝脾郁怒，加味归脾汤。气逆痰滞，紫苏饮。肝火风热，钩藤散。脾寒痰滞，二陈、姜汁、竹沥。一妊妇因怒忽仆地，良久而苏，吐痰发搐，口痉项强，用羚羊角散渐愈，更用钩藤散治痉，又用归脾全安。若兼症相杂，当与前子烦方论参看。

妊娠瘛疭

瘛者，筋脉急而缩也；疭者，筋脉缓而伸也。一缩一伸，

---

① 而：原作"以"，据《校注妇人良方·妊娠中风方论》改。

手足相引，搐搦不已，大抵与婴孩发搐相似，谓之瘛疭也。此症多属风，盖风主摇动。骆龙吉①云：心主脉，肝主筋，心属火，肝属木。火主热，木主风，风火相炽，则为瘛疭也。治法若因风热，用钩藤汤加柴胡、山栀、黄芩、白术，以平肝木、降心火、养气血。若风痰上涌，加竹沥、南星、半夏。若风邪急搐，加全蝎、僵蚕。亏损气血，用八珍汤加钩藤、山栀为主。若无力抽搐，戴眼反折，汗出如珠者，肝气绝也，皆不治。

妊鬼胎

夫人脏腑调和，则血气充实，精神健旺。若荣卫虚损，精神衰弱，妖魅之类乘之，亦如怀妊之状，故曰鬼胎也。症因七情脾肺亏损，气血虚弱，行失常道，冲任乖违而致之者，乃元气不足，病气有余也。若见经候不调，就行调补，庶无是症。治法以补元气为主，而佐以雄黄丸之类行散之。若脾经郁结气逆者，用加味归脾汤调补之。若脾虚血不足者，用六君、芎、归培养之。肝火血耗者，用加味逍遥散滋抑之。肝脾郁怒者，用加味归脾、逍遥二药兼服。肾肝虚弱者，用六味地黄丸。治鬼胎及血气痛不可忍，用斑蝥去头足，制过、延胡索炒各等分为末，温酒调下五分，以下秽物为度。

妊娠伤寒

夫时令严寒，体虚所伤，即成伤寒。轻者洒淅恶寒，翕翕发热，微咳鼻塞，数日而愈。重者头疼体痛，寒热交作。久而不愈者，多致伤胎也。当审经络表里而治之，不可轻忽。先用四物汤随证加减，载本方后，或恐动胎，即以阿胶散安之，却

---

① 骆龙吉：宋代医家，著有《内经拾遗方论》。

以主药间服。若头痛壮热，肢节烦疼，用前胡汤。头疼，嘿嘿不食，胁痛呕痰，及产后风热入胞宫，寒热如疟，或经水适来，劳复热不解者，黄龙汤。四日至六日，腹胀少食，腰疼体重，枳实散。头目旋疼，壮热心躁，用旋覆花汤。壮热，呕逆头疼，胎气不安，麦门冬汤。寒热头疼，吐逆胎动，白术散。外感风寒，壮热头疼，心胸烦闷，芎苏散或参苏饮。五六日不得汗，口干饮水，狂言呕逆，秦艽散。发斑变黑，尿便血，命欲绝胎欲落者，栀子大青汤加石膏、黄芩。热痛六七日，极者伤胎，见死身冷不能出，须用暖胎药，服黑神散。温酒调服，暖胎自出。或用芒硝一两研细，葵子二两煎服，即出。

妊娠时气

论曰：四季之间，非其时而有其气，谓春寒、夏冷、秋热、冬暖之不正也。所感者不拘长少，其症相类，故云时气。妊娠患之，重者多致伤胎。按：此症与伤寒互相参看。以败毒散主之。时气寒①热，口干头痛，用葛根饮子。

妊娠热病方论

冬时触冒严寒，即病为伤寒。藏于肌骨，夏至发为暑病，即热症也。妊娠患之，多致堕胎。热病与中暑相似，但热病者脉实，中暑者脉虚。治当审察，不可概施。按：此症当与前后三症同治。热病六七日，大小便秘涩者，大黄饮。壮热头痛，栀子五物汤。斑黑溺血，升麻六物汤或栀子仁饮。一方：用伏龙肝细研，每②服一钱，水调下。又方：以葛根煮汁，时服一盏。《补遗》芦根汤治热病头疼，心烦呕吐，用青竹茹三两，知

---

① 寒：《校注妇人良方·妊娠时气方论》作"烦"。
② 每：原无，据《校注妇人良方·妊娠热病方论》补。

母四两，每服五钱，生芦根一握，糯米一撮，水煎时服。

妊娠伤寒热病防损胎方论

论曰：非节之气，伤于妊妇，热毒侵损胞胎，若不早治，多致堕胎损①血，则子母之命亦不能全矣。当分②察六经为主，参于前后方论。先以白术散安胎。大小便秘结，用栀子仁饮或大黄饮。又用井中泥涂心下，干则易之，有效。

妊娠热病胎死腹中

论曰：热病以致胎死不能出者，但服黑神散，胎自下矣。陈无择先生曰：当视产母，若面赤舌青，知其子死；面青舌赤，知母死子生；唇青吐沫，子母俱死。若双胎，或一死一生，俱用黑神散。按：此症，宜补助产母，使其胎自下。用黑神散恐太热，不可轻用。验胎已死，用平胃散加朴硝、水银下之，最为稳当，庶不错伤生者。《补遗》方：用红花酒煮汁，饮二三碗。又方：朴硝末，调童便和热酒③服，立出。

妊娠疟疾

妊娠病疟，乃夏伤于暑，客于皮肤，至秋而发。阳盛则热，阴盛则寒，阴阳相杂④，寒热俱作。其发晏者，由风邪客于风府，循膂而下，卫气至一日一夜，常大会于风府，故发日晏。其发⑤早者，卫气之行风府，日下一节，二十一日下至尾骶，二十二日入脊内，上注于侠卫之脉，其行九日出缺盆，其气既

---

① 损：《校注妇人良方·妊娠伤寒热病防损胎方论》作"漏"。
② 分：原无，据《校注妇人良方·妊娠伤寒热病防损胎方论》补。
③ 酒：原无，据《校注妇人良方·妊娠热病胎死腹中方论》补。
④ 杂：原作"离"，据《校注妇人良方·妊娠疟疾方论》改。
⑤ 其发：原作"与"，据《校注妇人良方·妊娠疟疾方论》改。

一一六

止，故发早。其间日发者，风邪内搏五脏，横连募原，其道远，其气深，其行迟，不能日作也。妊娠而发，多伤于胎。若因脾胃虚弱，饮食停滞，或外邪①所感，或郁怒伤脾，或暑邪所虑。审系饮食停滞，用六君子加桔梗、苍术、藿香。外邪多而饮食少，用藿②香正气散。外邪少③而饮食多，用人参养胃汤。劳伤元气，用补中益气汤。若郁怒所伤，用小柴胡兼归脾汤。若脾伤生冷，发为疟疾，用驱邪散。一切疟疾，或先寒后热，或先④热后寒，或寒多热少，或热多寒少，或一日一发，或一日两三发，或间日发，不问鬼疟、食疟、似疟，并用七宝饮治之。若木侮土，久而不愈，亦用人参养胃⑤以佐安胎，参三阴三阳经而治之。世医妊娠疟疾，不用常山等药。故岐伯曰：有故无殒，何如攻治。或寒少热多，或但热不寒，口苦舌干，饮食不进，脉弦数者，清脾饮。食疟，用交加散。温疟，用白虎加桂枝汤。寒热大作，战汗出不愈，乃阳盛阴虚之症，以桂枝芍药汤主之，否则，久而传入阴经矣。疟疾隔日，先寒后热，寒少热多者，桂枝石膏汤。三阳合病者，桂枝黄芩汤。从卯至午发，大柴胡下之。从午至酉发，邪气在内也，大承气下之。从酉至子发，或至寅发，邪气在血也，桃仁承气汤下之。微利后，更以小柴胡汤彻其邪气。按：此符太阳、阳明、少阳经药也。三阴经疟，不可轻用，宜人参养胃、归脾汤、补中益气、六君子，审证治之。日久不愈，以七宝饮截之。一截疟奇方，用白芍八

---

① 邪：原无，据《校注妇人良方·妊娠疟疾方论》补。
② 藿：原作"木"，据《校注妇人良方·妊娠疟疾方论》改。
③ 少：原作"多"，据《校注妇人良方·妊娠疟疾方论》改。
④ 先：原无，据文义补。
⑤ 人参养胃：《校注妇人良方·妊娠疟疾方论》作"六君子为主"。

分，白芷八分，丁香一钱，常山一钱^{醋煮过}，草果一钱^{炒，去皮，}槟榔八分，先将常山煎出，露一宿，再参入众药服，立愈。

妊娠霍乱

夫饮食过度，触冒风冷，阴阳不和，清浊相干，谓之霍乱。其症或先吐，或腹痛吐利，是因于热也。若头痛体疼发热，是挟风邪也。若风折皮肤，则气不宣通，而风热上冲为头痛。若风入肠胃，则泄利呕吐，甚则手足逆冷，此阳气暴竭，谓之四逆。妊娠患之，多致伤胎也。四肢冷逆，有汗脉细，用理中汤。脾虚，加丁香、砂仁。若因内伤饮食，外感风寒，用藿香正气散。若因饮食停滞，用平胃散。若脾胃虚寒，霍乱吐泻，心烦腹痛，饮食不入，人参散。有渴，用钱氏白术散。吐泻转筋闷绝，用木瓜煎：木瓜^{竹①刀切}一两半，生姜三钱②，吴茱萸^{汤泡七次}三钱③，水煎服。解伏热，除烦渴，消暑毒，止吐泻，宜缩脾饮：草果仁四两，乌梅肉三两，甘草^{炙二④}两半，生姜十片，水煎服。

妊娠泄泻

妊娠泄泻，或青或白，水谷不化，腹痛肠鸣，谓之洞泄。水谷不化，喜饮呕逆，谓之协热下利。并以五苓散利小便，次以黄连阿胶丸或三黄⑤熟艾汤以安之。若泻黄有沫，肠鸣腹痛，脉沉紧数，用戊己丸和之。嗳腐不食，胃脉沉紧，用感应丸下之，后调和脾胃。若风冷水谷不化如豆汁，用胃风汤。寒冷脐

---

① 竹：《校注妇人良方·妊娠霍乱方论》作"木"。
② 三钱：《校注妇人良方·妊娠霍乱方论》用"一分"。
③ 三钱：《校注妇人良方·妊娠霍乱方论》用"一分"。
④ 二：《校注妇人良方·妊娠霍乱方论》作"三"。
⑤ 黄：原作"叶"，据《校注妇人良方·妊娠泄泻方论》改。

下阴冷洞①泄，用理中汤、治中汤。伏暑心烦，渴，泻水，用四苓散。伤湿泄泻，小便清②利，用不换金正气散、胃苓汤。若米食所伤，用六君加谷蘖。面食所伤，用六君加麦蘖。肉食所伤，用六君加山楂。若兼寒热作呕，乃肝木侮脾土，用六君加柴胡、生姜。兼呕吐腹痛，手足逆冷，乃寒水侮土，六君加姜、桂；不应，用钱氏益黄散。若元气下陷，发热作渴，肢体倦怠，用补中益气汤。若泄泻色黄，乃脾土之真色，用六君加木香、肉果。若作呕不食，腹痛恶寒，乃脾土虚寒，用六君加木香、姜、桂。若泻在五更清晨，饮食少思，乃脾肾虚弱，五更服四神丸，日间服白术散；如不应，或愈而复作，或饮食少思，急用八味丸补命门火以生脾土为善。一方：虚寒泄泻，腹痛无度。用厚朴二两<small>姜汁炒</small>，肉豆蔻十个<small>面煨去油</small>，草豆蔻十个<small>煨</small>，姜水煎，每服三钱。又方：寒中洞泄，用干姜<small>炒</small>、厚朴<small>去皮，姜汁炒</small>等分为末，米糊丸，每服五十，米汤下。此条当与众疾类泄泻方论参看。

妊娠下痢黄水<small>附治痢奇方③</small>

妊娠饮食生冷，脾胃不能克化，致令心腹疼痛。若血分病则色赤，气分病则色白，血气俱病则色赤白相杂。若热乘大肠，血虚受病，则成血痢也。治痢之法，当参前篇。其下黄水，乃脾土亏损，真色下陷也，当用补益中气。若黄而兼青，乃肝木克脾土，宜平肝补脾。若黄而兼白，乃子令母虚，须补脾胃。若黄而兼黑，是水反侮土矣，必温④补脾胃。若黄而兼赤，乃

---

① 洞：原作"动"，据医理改。
② 清：《校注妇人良方·妊娠泄泻方论》作"自"。
③ 附治痢奇方：原无，据目录补。
④ 温：原作"须"，据《校注妇人良方·妊娠下痢黄水方论》改。

心母益子，亦补中益气。若肠胃虚弱，风邪客之，用胃风汤。或胎气不安，急补脾胃而自安矣。凡安胎之药，当临病制宜，不必拘用阿胶、艾叶之类。热痢，用黄连、黄柏、栀子仁等分，五钱，水煎服。呕，加橘皮、生姜。下痢黄水，用川厚朴姜制五钱①，川黄连五钱②，肉豆蔻五个煨，连皮，水煎服。下痢、腹痛、小便涩，用糯米一合，当归炒一两，黄芪一两，水煎，分四服。

附聂久吾③治痢奇方：川黄连去芦、条黄芩、大白芍生用、山楂肉各一钱二分，陈枳壳去穗，炒、坚槟榔、厚青皮去穗各八分，当归、甘草、地榆各五分，红花酒洗三分，桃仁炒，去皮，碎尖如粉一钱，南木香三分，水煎去渣，空心服。此方或红，或白，或红白相兼，里急后重，身热腹痛者，俱可用。单白无红者，去地榆、桃仁，加去白陈皮四分。滞涩甚者，加酒炒大黄二钱。此方随用辄效。有不效者，必投参、芪、白术等补剂太早，补塞邪气在内，缠绵不已，欲补而涩之则助邪，清而疏之则愈滑，遂至于不可救疗，则初投补剂者杀之也，慎之慎之。妊妇去红花、桃仁。

妊娠大小便不通

夫妊娠大小便不通，由脏腑之热所致。若大肠热，则大便不通；小肠热，则小便不利；大小肠俱热，更推其因而药之。若大肠燥，用四物汤加条芩、桃仁。大肠气滞，用紫苏饮加杏

---

① 五钱：《校注妇人良方·妊娠下痢黄水方论》作"二两"。

② 五钱：《校注妇人良方·妊娠下痢黄水方论》作"二两"。

③ 聂久吾：又名聂尚恒，明代清江（今属江西樟树市）人，精于儿科，著有《活幼心法》《奇效医述》《医学汇函》《痘疹心法》及《八十一难图解》等。

仁、条芩。肠胃气虚，用六君子加紫苏、杏仁。肝脾蕴热，用
龙胆泻肝汤。心肝①虚热，用加味逍遥散加车前子。怒气伤肝，
肚腹胀痛，四肢浮②肿，气急作喘，大便难，小便涩，产门肿，
用当归散。一方：治大小便不通，腹胁痞闷，大黄炒、木通、
槟榔各一两，枳壳面炒三钱③，诃梨勒四个去核，半生半煨，大腹
子三枚，共为末，童便一盏，葱白二寸，煎调服二钱。又方：
车前子一两，大黄五钱，炒为末，每服三钱，蜜汤调下。

妊娠小便不通

夫妊娠小便不通，为小肠有热，传于脬④而不通耳。若兼
心肺⑤气滞，则致喘急。陈无择云：妊娠胎满逼胞，多致小便
不利。若心肾气虚，清浊相干，而为诸淋。若胞系了戾⑥，小
便不通，名曰转胞。若胎满尿出，名曰遗尿。按：丹溪先生云：
转脬小便闭，多因胎妇虚弱，忧闷性躁，食味厚，古方用滑利
踈⑦导药鲜效。若脬为胎所坠而不通，但升举其胎，胞系疏而
小便自行。若脐腹作胀而小便淋闭，此脾胃气虚，胎压尿胞，
四物、二陈、参、术，空心服，后探吐数次自安。此症亦有脾
肺气虚而不能下输膀胱者，亦有气热郁结、膀胱津液不利者，
亦有金为火烁、脾土湿热甚而不利者，宜八味丸主之，小便自

① 肝：原作"肠"，据《校注妇人良方·妊娠大小便不通方论》改。
② 浮：原作"伤"，据《校注妇人良方·妊娠大小便不通方论》改。
③ 钱：《校注妇人良方·妊娠大小便不通方论》作"分"。
④ 脬：原作"脾"，据《校注妇人良方·妊娠小便不通方论》改。
⑤ 肺：原作"脾"，据《校注妇人良方·妊娠小便不通方论》改。
⑥ 了戾：盘曲。清·段玉裁《说文解字注》曰："凡物二股或一股结
纠缪缚不直伸者曰了戾。"
⑦ 踈：原作"躁"，据《校注妇人良方·妊娠小便不通方论》改。踈，
古同"疏"。

利，盖此中有茯苓故也。桂附勿泥，缓则不救。或归母苦参丸，当归、贝母、苦参各等分，炼蜜为丸，每服三十丸。又葵子茯苓散，治妊娠水气身重，小便不利，洒淅恶寒，起即头眩，葵子、茯苓等分为末，服方寸匕。一方：小便不通，用杏仁去皮尖，炒黄捣丸，灯心汤吞七粒；或同滑石末饭丸，白汤下。又方：用车前草汁，调滑石末，涂脐周围四寸，热则易之。

妊娠子淋

妊娠小便淋者，乃肾与膀胱虚热，不能制水。然妊娠胞系于肾，肾间虚热而成斯症，甚者心烦闷乱，名曰子淋也。症若颈项筋挛，语涩痰甚，用羚羊角散。若小便涩少淋沥，用安荣①散。若肝经湿热，用龙胆泻肝汤。若肝经虚热②，用加味逍遥散。腿足转筋而小便不利，急用八味丸，缓则不救。若服燥剂而小便频数，或不利，用生地、茯苓、牛膝、黄柏、知母、芎、归、甘草。若频数而色黄，用四物加黄柏、知母、五味、麦门、玄参。若肺气虚而短少，用补中益气加山药、麦门。若阴挺痿痹而频数，用地黄丸。若热结膀胱而不利，用五淋散。若脾肺燥不能化生，宜黄芩清肺饮。若膀胱③阴虚，阳无所生，用滋肾丸。若膀胱阳虚，阴无所化，用肾气丸即八④味丸，或地肤大黄汤，或瞿麦饮。一方：用冬葵子、滑石、木通各等分，每服五钱，葱白水煎。

---

① 荣：原作"乐"，据《校注妇人良方·妊娠子淋方论》改。
② 用龙胆……虚热：此十一字原无，据《校注妇人良方·妊娠子淋方论》补。
③ 而不利……若膀胱：此二十四字原无，据《校注妇人良方·妊娠子淋方论》补。
④ 八：原作"六"，据医理改。

妊娠遗尿

妊娠尿出不知，用白薇、芍药为末，酒调下。或白矾、牡蛎为末，酒调二钱。或鸡毛灰末，酒服一匕。或炙桑螵蛸、益智子仁为末，米饮下。此症若脬中有热，宜用加味逍遥散。若脾肺气虚，宜用补中益气汤加益智。若肝肾阴虚，宜用六味地黄丸或白薇散治遗尿不知出，白薇、白芍各等分为末，酒调服。

妊娠尿血

妊娠尿血，内热乘于血分，以致血热流渗于脬，名子淋。用葵子一升，研细，水五升，煮二升，分三服。或生艾叶一斤，酒五升，煮二升，分三服。或用生地黄一斤，酒四升，煮二升，分三服①。亦治落产后下血。若因怒动火者，宜小柴胡加山栀。因劳动火者，宜补中益气汤。若因厚味积热，宜用加味清胃散。若因肝经血热，宜用加味逍遥散。若因脾气下陷，宜用补中益气汤。若因脾虚血热，宜用加味逍遥散或续断汤，或用五苓散去桂加阿胶炒珠，同为末，每服四钱，用车前子、白茅根，水煎，温服。一方：用白茅根浓煎汤，吞黄连丸。又方：用阿胶四两炒珠、熟地四两酒煮，杵膏共为丸，桐子大，空心服八十丸。

妊娠胎水肿满

《产乳集》云：妊娠三月，足肿至腿出水，饮食不甘，似水肿，谓之子气。至分娩方消者，此脾胃气虚，或冲任经有血风。《名医录》云：宋少主元徽，与徐文伯微行学针法，文伯见一妊

---

① 或用生地黄一斤……分三服：此十六字原无，据《校注妇人良方·妊娠尿血方论》补。

妇足肿，脉之。少主曰：此女形也。文伯白：此鬼胎也，在左而黑。遂用针，胎下果然。亦有脾虚，水气流溢，或因泻痢，脏腑虚寒，或因疟疾饮食①，脾虚湿渍，或因水渍于胞，不能分利，皆致腿足肚腹肿症也。此症若胸满腹胀，小便不通，遍身浮肿，用鲤鱼汤。脾胃虚弱，佐以四君子、六君子汤。脾虚湿热，下部作肿，用补中益气加茯苓。若饮食失宜，呕吐泄泻，用六君子汤。若腿足发肿，喘闷不安，或指缝出水，用天仙藤散。脾胃虚弱，兼四君子汤；如未应，用补中益气汤。若脾肺气滞，用加味归脾汤，佐以加②味逍遥散。若面目浮肿，肢体如水气，用《全生》白术散、五皮散。腰脚肿，用肾着汤。脾虚遍身浮肿，胸腹胀喘，小便不利，防己散或泽泻散皆可用。

妊娠腹内钟鸣

治妊妇腹内鸣，用鼠窟中土为末，入麝香，酒调下二钱③，立愈。或黄连浓煎汁，母常服之。按：《产宝》云：小儿在腹中哭，其治法亦用空房中鼠穴土，或黄连浓煎④饮之即止，想即是症。又云：脐带上疙瘩，儿含口中，因妊妇登高举臂，脱出儿口，以此作声。令妊妇屈腰就地，如拾物，仍入儿口即止。然黄连性寒，麝香开窍，当酌量用之。

妊娠不语方论

孕妇不语，不须服药，临产月但服保生丸、四物汤，产下便语。黄帝问曰：人有重身，九月而喑，何也？岐伯对曰：胞

---

① 食：原作"下"，据《校注妇人良方·妊娠胎水肿满方论》改。
② 加：原作"六"，据《校注妇人良方·妊娠胎水肿满方论》改。
③ 二钱：《校注妇人良方·妊娠腹内钟鸣方论》作"三钱"。
④ 浓煎：原作"煎浓"，据《校注妇人良方·妊娠腹内钟鸣方论》乙转。

络系于肾，肾脉贯系舌本，故不能言。十月分娩后，自为之言也。按：此症果《内经》穷理之言，人有患此，当调摄以需之，不必惊畏，且泛用药也。

孕痛方论

治孕痛，用乌药五钱，水一钟，煎七分，入牛皮胶一两，煎化温服。或薏苡仁煮汁饮之。按：孕痛即是腹内患痛，如前法不应，宜用牡丹皮散，或薏苡汤。

妊娠伤食

经曰：饮食自倍，肠胃乃伤。又云：阴之所生，本在五味；阴之五宫，伤在五味。故妊娠伤食，最难调治者。按：东垣先生云：脾胃之气壮，则过时而不饥，多食而不伤。盖胃主司纳，脾主消化，五脏之本也，然食倍而伤者，乃脾气虚而不化也。若投以峻剂，则脾胃复伤，而胎亦损矣，当审其所因而调治之。若饮食停滞，或肚腹作痛，用平胃散。呕吐恶心，加枳壳、砂仁。吞酸嗳腐，加黄连三分，吴茱萸二分。腹满泄泻，用六君子汤。停滞肉食，倍加山楂。停滞面食，倍加麦蘖。停滞糯食，用白酒曲①末一味。米食停滞，倍加谷蘖。鱼腥所伤，倍加陈皮。伤辛热之物，加黄连。伤生冷之物，加砂仁、木香；如不应，更加肉豆蔻、补骨脂；再不应，用四神丸。若脾气下陷，用补中益气汤。凡嗳觉药气，且戒药饵，节饮食。经云：损其脾者，调其饮食，适其寒温。大凡脾胃虚弱，饮食难化，以白术、陈皮为末，等分，陈曲糊丸，常服最善。枳术丸，但可渐②用，枳实峻厉，能耗真气，治者慎之。木香丸、白术散皆

① 曲：原作"面"，据《校注妇人良方·妊娠伤食方论》改。
② 渐：《校注妇人良方·妊娠伤食方论》作"暂"，义胜。

可选用。

妊娠脏躁悲伤

许学士云：一妇无故数次悲泣，是为脏躁，用大枣汤而愈。又程虎卿内，妊娠五月，惨戚悲伤，亦投大枣汤而愈。大枣二十枚①，小麦②三两，甘草三两，水煎服。按：此症或肺有风邪者，治当审察。一方：用竹茹汤治心虚惊悸，脏躁悲伤，或作虚烦，麦门冬去心、小麦、半夏汤炮，各一钱五分，人参、白茯苓各一钱，甘草五分，姜、枣、竹茹少许，同煎服愈。

---

① 二十枚：《校注妇人良方·妊娠脏躁悲伤方论》作"十枚"。
② 麦：原作"枣"，据《校注妇人良方·妊娠脏躁悲伤方论》改。

卷　四

产育类

妇人疾，莫大于产蓐，仓猝为庸医所误。伤生者，多由不素讲故也。妊后勿乱服药，慎起居，节饮食，勿举重涉险，勿饱食多睡，避修造动土，及伤触胎气。温补脾胃，调和荣卫，顺其血气，则易于生矣。

临产须知

临月不可洗头，以免横生逆产。

临产月须要紧梳头，以候一月之后。

月数满忌，才觉腹痛，不可惊动太早，太早则大小①霍乱，信卜筮称说鬼神，多方恐怖则气怯。气怯则上焦闭，下焦胀，气乃不行，致产不利。犯此宜服紫苏饮。

外来闲杂妇人、丧孝、秽浊等人，预宜杜绝，勿令触犯胎气，致产不利。产后客气犯儿，亦主害子。

未产一月以前，忽然脐腹疼痛，有如欲产，仍却无事，是名试月，非正产也。但一切产母未有正产之候，即不可令人抱腰，产母亦不可乱用力。盖欲产之妇，脐腹疼痛，儿身未顺，稳婆却教产母虚乱用力，儿身才方转动，却被产母用力一逼，使儿错路，忽横忽倒，不能正生，皆由产母用力未当之所致也。凡产母用力须待儿子顺身，临逼门户，方始用力一送，令儿下生，此产母用力之当也。若未有正产之候，而用力伤早，并妄

---

① 大小：指孕妇与胎儿。

服药饵令儿生下，譬如揠苗而助长，无益有害。

凡十月未足临产腹痛，或止或作，或痛不甚，名曰弄痛，非正产之候。或腹痛甚而腰不甚者，非正产之候。胎高未陷下者，非正产之候。谷道①未挺进者，非正产之候。水浆未破，血未出者，非正产之候。浆水虽出而腹不痛者，非正产之候。凡有正产候，且令扶行熟忍，如行不得，或凭物坐之，或安卧之，或服安胎药三服，得之安即止，慎勿服催生药饵，怆惶令产母忧恐，务令安心存养。如觉心中烦闷，可取白蜜一匙，新汲水调下，切勿妄乱用力，先困其母。直待子逼门户，腰至痛极，眼中如火，谷道挺进时是正产，方可用力并服催生药。

正产十月满足，忽腰腹作阵疼痛，相次胎气顿陷，至于脐腹痛极，乃至腰间重痛，谷道挺进，继之浆破血出，儿子遂生，名曰正产。

凡催生妊妇欲产，浆破血下，脐腹作阵疼痛极甚，腰重谷道挺进，已见正产之候，儿却未生，即可服药催之。或有经及数日，产母困苦，已见正产之候，但儿难生，亦可服药，以助产母之正气，令儿速得下。

产当盛暑，要令温凉得所，不得专意取凉，伤胎损气。亦不可人多热气逼袭产母，使产母血沸②而有发热、头疼、面赤，昏昏如醉，乃至不知人事，用荷叶散③。

荷叶散　盛暑，临产三日发大热，其脉虚疾而大，恶露不行，败血④攻心，狂言叫呼奔走，拿捉不住。

---

① 谷道：肛门。
② 血沸：原作"若系"据《胤产全书》卷三改。
③ 散：原无，据下文补。
④ 血：原无，据《胤产全书》卷三补。

干荷叶　生地黄　牡丹皮

浓煎汤，调下生蒲黄二钱，一服即定，恶露即下，遂安。

冬月天冷，产母经血得冷遂凝，以致儿不能生下，此害最深。若冬月，产者下部不可脱去棉衣，不可坐卧寒处，当满房着火，常有暖气，令产母背身向火，令脐下腿膝间常暖。血得热则流散，使子易生，用羊肉汤。

羊肉汤　寒入产门，脐下胀满，手不可犯，此寒疝。

当归二钱　生姜一两　精羊肉四两　陈皮五钱

水三碗，酒少许，煎至二碗，分二服，或稍入葱、盐亦佳。

腹痛才作，便谓生产。坐婆疏狂，不候时至，便言试水，或试水并胞浆先破，风入产门，以致肿胀，门户狭小，干涩难产。

及产，产母忍痛，不肯舒伸行动，曲腰眠睡，胎元转动，寻至生门被遮闭，又转又寻至三①，胎已无力，决至难产。

产母如觉饥饿，可进以软粥饭，勿令饥渴，恐致产时困乏无力。若不饥渴，不须强与饮食。

将护孕妇②论

凡妊娠至临月，当安神静③虑，时常步履，不可多睡饱食，过饮酒醴杂药。宜先贴产图，依位密铺床帐，预请老练稳婆，备办汤药器物。欲产时，不可多人喧哄怆惶，但用老妇二人扶行，及凭物站立。若见浆水，腰腹痛甚，是胎离其经。令产母仰卧，令儿转身，头向产门，用药催生坐草。若心烦，用水调

---

① 三：此下原衍"再"字，据《胤产全书》卷三删。

② 孕妇：原作"妊娠"，据目录及《妇人大全良方·将护孕妇论》改。

③ 静：《校注妇人良方·将护孕妇论》作"定"。

卷四

一二九

服白蜜一匙。觉饥，吃糜粥少许，勿令饥伤^①，恐乏其力。不可强服催药，早于坐草。慎之。

入月预备药物

愚按前所预备，内佛手、保气、枳壳、榆皮、黑神、大圣、蕊石七散，神寝、保生、理中三丸，催生、黑虎二丹，又葵子、生地黄、羌活、竹茹、乌梅、雌雄石燕、甘草、海马、衔铁、大枣、陈皮、姜钱、黑豆、白蜜、无灰酒、童子小便、酸醋、白米汤、瓶、锅、铫、断脐线、剪之类，可谓周恤之至矣。内花蕊石散，为血入胞衣，胀大不能下，或恶露上攻，不能苏醒。佛手散，治血虚之危症。加味芎归汤，治交骨不开。蓖麻子，治胎衣不能上下。失笑散，治恶露腹痛，不省人事。蜡油调滑石涂入产门，为滑胎之药。清魂散，治血晕等症。平胃散、朴硝、水银，为腐化死胎之剂。八珍汤，补血气虚损。以上诸方皆为紧要之药，必不可缺。其断脐带，先用线近脐扎紧，帛裹咬脐。如天气风寒，或难产，母子劳伤元气者，先扎脐带，以油纸捻烧断，此又为回生起死之要法也。故治者，当审其宜，不可执一概用之。

本条附方

凡妊娠十月，宜服滑胎散，令胎瘦易产。湖阳公主每产累日不下，南山道士进此方。

商州枳壳麸炒，二两　粉草炒，一两

上为末，每服二钱，空心沸汤调，日三服。凡孕六七月，即宜服之。温隐君加当归、广木香各等分。

易产兼治诸疾，下气宽膈。

---

① 伤：《校注妇人良方·将护孕妇论》作"渴"。

枳壳_{麸炒，五两}　甘草_{一两半}　香附子_{三两，炒，去毛}

上为末，每服二钱，用白汤调服。

内补丸　治妊妇冲妊脉虚，补血安胎。

熟地_{二两，用生地酒拌，蒸熟杵膏}　当归_{一两，炒为末}

上为末，和丸梧子大。每服三四十丸，温酒或滚汤下。许学士云：大率妊娠，唯在抑阳助阴。然胎前药，唯恶群队，阴阳错杂，别生他病。唯枳壳散所以抑阳，四物汤所以助阴尔。然枳壳散其味多寒，若单服恐致胎寒腹痛，更以内补丸佐之，则阳不至强，阴不至弱，阴阳调和，有益胎嗣。此前人未尝论及也。

易产滑胎，车前子为末，或酒或饮服寸匕。《诗》云：芣苢①能令妇人乐有子矣。陆机注云：治妇人产难。

神寝丸　临月服之神效_{蕲州施少卿方}。

通明乳香_{半两，另研}　枳壳_{一两，麸炒}

上为末，炼蜜丸梧子大。每服三十丸，空心温酒下。

榆白皮散　治妊娠滑胎易生。

榆白皮　甘草_{各二两}　葵子_{一两}

上为末，每服五钱，水煎。

孕及九月将产，猪肚一具，煮烂，徐徐自食尽，易产。

保气散　治宽气进食，瘦胎易产，或居处失宜，顿仆胎动。若胎痛胎漏，兼服佛手散_{方见后}。

香附_{四两}　山药_{二两}　枳壳②_{一两}　木香_{四两}　粉草_{一两}　益智　紫苏叶_{各半两}

---

① 芣苢（fúyǐ 服以）：又作"芣苡"，即车前草。

② 枳壳：《校注妇人良方·入月预备药物》作"砂仁"。

上为末，每服二钱，白汤调下。

神寝丸、枳壳散此三药，入月宜常服。

保产无忧散 治妊娠身居安逸，口厌甘肥，忧乐不常，食物不节，致胞胎肥厚，根蒂连牢，入月服之，则易生矣。

当归　川芎　白芍药　枳壳麸炒　乳香各三钱　木香　甘草
血余即发灰，以豮猪①心血和之，各一钱半

上为末，每三钱，水煎，日二服。神效。

佛手散 丹溪云：催生只用此散，最稳当又捷效。

川芎二两　当归三两

上为细末，每服二钱，水一盏，酒二分，同煎七分，温服。

又方：以香油、白蜜，小便和匀，各半盏，调益母草末服。

又方：通明乳胶如皂角子大为末，腰痛时，新汲水一小盏，入醋少许同煎。令产母两手捉两只燕，坐婆调药饮水，须臾坐草便生，无痛楚神方。

开骨膏五月五日午时作

乳香研细，滴水丸如芡实大，每服一丸，酒吞下。

如意散 临产腰痛，方可服之。

人参为末　乳香去油，各一钱　朱砂二钱

上同研，临产急用鸡子清一个调药末，再用生姜自然汁调开冷服。如横倒等，及时端顺，子母无恙。

如圣散 专治孕妇难产。

紫苏叶　当归各等分

上咬咀，每服三五钱，用长流水煎。如无流水，以水顺搅动，煎服即下。

---

① 豮（fén 焚）猪：阉割过的猪。

又方：用紫苏煎汤，调益元散服之即下。

月空方位例出《太平圣惠方》，《外台秘要》同

正月　三月　五月　七月　九月　十一月　在丙壬

二月　四月　六月　八月　十月　十二月　在甲庚

逐月安产藏衣忌向方位

凡安产藏衣方位，并于卧阁内分布。《太平圣惠方》云：凡妊妇初入月，便写产图一本，以朱书某月某日，空贴在某位。如正月在丙壬，可于壬位安产妇床帐，丙位藏衣之类，贴产房北壁。若值闰月，只看节气用之。又云：每月产图，有雷公、招摇、运鬼力士、天狗、轩辕、大时、咸池、丰隆、吴时、白虎、大夫、天候、狂虎，凡此十三神，并从月建易其位。所谓月空者，按《内经》云：月廓空无泻。王冰注云：论月轮中空日也。即非十三神之数。今《太平圣惠方》以六阳月在丙壬，以六阴月在甲庚。正如《外台》所言，正月在丙壬，至十二月在甲庚之类，其理一也。但《外台》言之详，《圣惠》言之简。今人多从其简。或云，凡逐月安产藏衣，并向月德月空方位，所有十三神杀，并从节气更换。若交次月节，便作次月用书产图者，非也。假如正月十四日立春，若妊妇十三日乳卧，岂可作去年十二月用？必依月分用之乃是。若依节气更①换，则天德月德，所在差矣。然月空与任，谓之中天空颇相类。议者以为天空者，非十三神之数。盖课中有天乙贵人，其位无可与对者，故此空是谓天空。值此神百事不宜，止宜安产床帐藏衣之类耳。《集圣历》②云：天德正月在丁，二月在坤，三月在壬，

---

① 更：原作"使"，据《校注妇人良方·逐月安产藏衣忌向方位》改。

② 集圣历：术数之书，宋代杨可撰。

四月在辛，五月在乾，六月在甲，七月在癸，八月在艮，九月在丙，十月在乙，十一月在巽，十二月在天。

又《堪舆历》①，有游年白虎杀神，在太岁后一辰。如太岁卯，则白虎在寅，余仿此推之。若产及藏衣犯之，则子母皆不利。

王子亨云：《难产逆生论》称犯一切神杀，固有是理。然亦有自然难产，儿自然逆生者，及有产肠俱下者，产已则复如故。此非疾病所致，气血所主。天下之理，盖有不可穷诘者，亦宜知之。

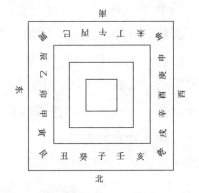

安产藏衣十三神吉凶方位

藏衣　吉方

安产　吉方

运鬼　力士

雷公

招摇

轩辕　大时

咸池

---

①　堪舆历：记载风水之术的历书。堪，天道也；舆，地道也。

丰隆　吴时

天狗

狂虎

天候

大夫

白虎

正月　壬丙艮寅寅卯辰辰辰午申酉戌

二月　坤甲庚乾亥卯子丑未己酉巳戌亥

三月　丙壬坤申辰酉戌戌午子寅亥子

四月　甲庚巽巳巳午未丑未酉亥子丑

五月　丙壬艮辰午卯辰辰申子申丑寅

六月　庚甲乾亥未子丑未酉卯巳寅卯

七月　丙壬坤申申子酉戌戌戌子寅卯辰

八月　庚艮甲巽巳酉酉午戌丑亥卯亥辰巳

九月　丙壬艮寅戌卯辰辰子午申巳午

十月　庚甲乾亥亥子丑未丑卯巳午未

十一月　壬巽丙坤申子酉戌戌寅午寅未申

十二月　庚甲巽巳丑午未丑卯酉亥申酉

推妊妇①行年法

生气方　产妇宜向之坐卧，及产帐向之，开门大吉。

反支月②　遇此月即铺灰土，用牛皮或马驴皮讫，铺草，勿令恶血污地，吉。

祸害月　不得于其上产，又不得向之二便，避之大吉。

---

① 妊妇：原作"妇人"，据目录改。
② 月：《校注妇人良方·推妇人行年法》作"方"。

绝命方 不得于其上产，又不得向之大小便，避之大吉。

悬尸日 遇此日产，不得攀绳，宜悬马辔，攀之大吉。

闭肚方 临月至满月，并不得向之大小便，及弃不净之水，谨之吉。

八庄方 产帐不得向之开门，忌之大吉。

祸害

绝命

悬尸

闭肚

八庄

产母

卧宜

宜唤

十三岁行年，在庚申坤正、七月、离巽辰戌日。

在正西偏北辛，在正东偏北甲，黄色衣西南首，西南方黄衣师看产。

十四岁行年，在己未离 二、八月、坤兑卯酉日。

在正北偏西壬，在正北偏东癸，赤色衣正南首，正南方赤衣师看产。

十五岁行年，在戊午坎 三、九月、乾艮寅申①日。

在正东偏北甲，在正北偏西壬，黑色衣正北首，正北方黑衣师看产。

十六岁行年，在丁巳震 四、十月、艮乾丑未日。

在正东偏北甲，在正西偏北辛，青色衣正东首，正东方青

---

① 寅申：原作"丑未"，据《妇人大全良方·推妇人行年法》改。

衣师看产。

十七岁行年，在丙辰艮 五、十一月、震艮子①午日。

在正东偏南乙，在正西②偏南庚，黄色衣东北首，东北方黄衣师看产。

十八岁行年，在乙卯乾 六、十二月、坎震巳亥日。

在正南偏东丙，在正南偏西丁，白色衣西北首，西北方白衣师看产。

十九岁行年，在甲寅兑 正、七月、巽离辰戌日。

在正南偏西丁，在正南偏东丙，白色衣正西首，正西方白衣师看产③。

二十岁行年，在癸丑巽 二、八月、兑坤卯酉日。

在正西偏南庚，在正东偏南乙，青色衣东南首，东南方青衣师看产④。

二十一岁行年，在壬子坤 三、九月、离巽寅申日。

在正西偏北辛，在正东偏北甲，黄色衣西南首，西南方黄衣师看产。

二十二岁行年，在辛亥离 四、十月、坤兑丑未日。

在正北偏西壬，在正北偏东癸，赤色衣正南首，正南方赤衣师看产。

二十三岁行年，在庚戌坎 五、十一月、乾艮子午日。

在正北偏东癸，在正北偏西壬，黑色衣正北首，正北方黑

---

① 子：原作"丑"，据《校注妇人良方·推妇人行年法》改。
② 西：原作"南"，据《校注妇人良方·推妇人行年法》改。
③ 白衣师看产：原无，据《校注妇人良方·推妇人行年法》补。
④ 十四岁……青衣师看产：此三百零三字原错简至"二十七岁行年……巽离寅申日"之后。

衣师看产。

二十四岁行年，在己酉震 六、十二月、艮乾巳亥日。

在正东偏北甲，在正西偏北辛，青色衣正东首，正东方青衣师看产。

二十五岁行年，在戊申艮 正、七月、震坎辰戌日。

在正东偏南乙，在正西偏南庚，黄色衣东北首，东北方黄衣师看产。

二十六岁行年，在丁未乾 二、八月、坎震卯酉日。

在正南偏东丙，在正南偏西丁，白色衣西北首，西北方白衣师看产。

二十七岁行年，在丙午兑 三、九月、巽离寅申日。

在正南偏西丁，在正南偏东丙，白色衣正西首，正西方白衣师看产。

二十八岁行年，在乙巳巽 四、十月、兑坤丑未日。

在正西偏南庚，在正东偏北乙，青色衣东南首，东南方青衣师看产。

二十九岁行年，在甲辰坤 五、十一月、离巽子午日。

在正西偏北辛，在正东偏南甲，黄色衣西南首，西南方黄衣师看产。

三十岁行年，在癸卯离 六、十二月、坤兑巳亥日。

在正北偏西壬，在正北偏东癸，赤色衣正南首，正南方赤衣师看产。

三十一岁行年，在壬寅坎 正、七月、乾艮辰戌日。

在正北偏东癸，在正北偏西壬，黑色衣正北首，正北方黑衣师看产。

三十二岁行年，在辛丑震 二、八月、艮乾卯酉日。

在正东偏北甲，在正西偏北辛，青色衣正东首，正东方青衣师看产。

三十三岁行年，在庚子艮 三、九月、震坎寅申日。

在正东偏南乙，在正西偏南①庚，黄色衣东北首，东北方黄衣师看产。

三十四岁行年，在己亥乾 四、十月、坎震丑未日。

在正南偏东丙，在正南偏西丁，白色衣西北首，西北方白衣师看产。

三十五岁行年，在戊戌兑 五、十一月、巽离子午日。

在正南偏西丁，在正南偏东丙，白色衣正西首，正西方白衣师看产。

三十六岁行年，在丁酉巽 六、十二月、兑坤巳亥日。

在正西偏南庚，在正东偏南乙，青色衣东南首，东南方青衣师看产。

三十七岁行年，在丙申坤 正、七月、离巽辰戌日。

在正西偏北辛，在正东偏北甲，黄色衣西南首，西南方黄衣师看产。

三十八岁行年，在乙未离 二、八月、坤兑卯酉日。

在正北偏西壬，在正北偏东癸，赤色衣正南首，正南方赤衣师看产。

三十九岁行年，在甲午坎 三、九月、乾艮寅申日。

在正北偏东癸，在正北偏西壬，黑色衣正北首，正北方黑衣师看产。

四十岁行年，在癸巳震 四、十月、艮乾丑未日。

---

① 南：原无，据《校注妇人良方·推妇人行年法》补。

在正东偏北甲，在正西偏北辛，青色衣正东首，正东方青衣师看产。

四十一岁行年，在壬辰艮 五、十一月、震坎子午日。

在正东偏南乙，在正西偏南庚，黄色衣东北首，东北方黄衣师看产。

四十二岁行年，在辛卯乾 六、十二月、坎震巳亥日。

在正南偏东丙，在正南偏西丁，白色衣西北首，西北方白衣师看产。

四十三岁行年，在庚寅兑 正、七月、巽离辰戌日。

在正南偏西丁，在正南偏东丙，白色衣正西首，正西方白衣师看产。

四十四岁行年，在己丑巽 二、八月、兑坤卯酉日。

在正西偏南庚，在正东偏南乙，青色衣东南首，东南方青衣师看产。

四十五岁行年，在戊子坤 三、九月、离巽寅申日。

在正西偏北辛，在正东偏北甲，黄色衣西南首，西南①方黄衣师看产。

四十六岁行年，在丁亥离 四、十月、坤兑丑未日。

在正北偏西壬，在正北偏东癸，赤色衣正南首，正南方赤衣师看产。

四十七岁行年，在丙戌坎 五、十一月、乾艮子午日。

在正北偏东癸，在正北偏西壬，黑色衣正北首，正北方黑衣师看产。

四十八岁行年，在乙酉震 六、十二月、艮乾巳亥日。

___

① 南：原作"北"，据《校注妇人良方·推妇人行年法》改。

在正东偏北甲，在正西偏北辛，青色衣正东首，正东方青衣师看产。

四十九岁行年，在甲申艮 正、七月、震坎辰戌日。

在正东偏南乙，在正西偏南庚，黄色衣东北首，东北方黄衣师看产。

坐产时更用后法。

体玄子借地法

东借十步，西借十步，南借十步，北借十步，上借十步，下借十步。

壁方之中，四十余①步，安产借地。或有污秽，或有东海神王，或有西海神王，或有南海神王，或有北海神王，或有日游将军，白虎夫人。远去十丈，轩辕招摇。举高十丈，天符地轴。入地十丈，令地空闲。产妇某氏，安居无所妨碍，无所畏忌，**诸神拥护**，百邪速去，急急如律令勒。前项借地法，于入月一日朱书一本，贴产妇房内墙壁上，更不须避忌神煞也。

禁草法

铺草及毡褥讫，即咒曰：

铁铁汤汤，非公所当，是王一言得之铜，一言得之铁，母子相生俱蒇铁，急急如律令。

禁水法

欲产时贮水咒曰：

南无三宝水。

水在井中为井水，水在河中为河水，水在器中为净水，水

---

① 十余：《校注妇人良方·体玄子借地法》作"隅各借十"。

在法中为真水，自知非真莫当真水。

以净持浊，以正治邪，日游月杀，五士将军。青龙白虎，朱雀玄武，招摇天狗，轩辕女妓。天吞地吞，悬尸闭肚，六甲禁讳，十二神王。土符伏神，各安所在，不得动静，不得忌于。若有动静，若有忌于，施以神咒，当摄汝形。

阿佉尼阿毗罗莫多梨娑地梨娑诃。

催生方论

妇人以血为主，气顺则血和，胎安则产顺。今富贵之家，过于安逸，以致气滞而胎不转动。或为交合，使精血①聚于胞中，皆致产难。凡产值腹痛极，腰痛甚，胎陷下，儿逼产门，方可坐草②。服催生药，切不可及早，令坐婆乱动手。大法用药，滑以流通涩滞，苦以驱逐闭塞，香以开窍逐血，气滞者行气。胞浆先破，疲困者固血，生久神昏力倦者养神。初用佛手散，最稳当捷效。丹溪先生曰：余族妹苦于难产，遇胎则驱之，予甚悯焉。盖其形肥而勤女工，形肥则气虚，久坐则气不运，而儿在胞胎，因亦不能自运耳。当补其母之气，则儿健易产，故后有孕。至五六月，遂以紫苏饮加补气药，与之数十贴而产甚快。大要在随母之禀性。若胎胞破早③，血水先干，或难产劳伤气血者，煎八珍汤，或十全大补汤加益母草，不时与服，以协济之。或以黄芪数斤，芎、归四五斤许，用大釜水煎，药气氤氲满室，使产妇口鼻俱受其气。脐带以油纸捻烧断，补接其阳气。稳婆须择老练者，当先施惠，预说与知。倘有生息不

① 血：原作"气"，据《校注妇人良方·产难论》改。

② 妇人以血为主……方可坐草：此六十九字《校注妇人良方》列卷十七"产难论第一"。

③ 早：原作"草"，据《校注妇人良方·产难论》改。

顺，只说是未产，或是双胎，只说胎衣未下，恐惊则气散，愈难生息。

杨子建《十产论》

凡生产，先知此十症，庶免子母之命折于无辜也。世之救生者，少有精良妙手，多致倾命，予因伤痛而备言之。

一曰正产：正产者，言怀胎十月，阴阳气足，忽然作阵疼痛，胎至谷道，浆破血下，儿即正产。

二曰伤产：伤产者，言怀胎未足月，有所伤动，以致忽然脐腹疼痛，或服催药过早，或产母努力太早，逼儿错路，不能正生。凡分娩须待儿身转顺，头对产门，努力一送，儿即正生。

三曰催生：催生者，言欲产时儿头至产门，方服药催之。或经日久，产母困倦难生，宜服药以助其血气，令儿速生。

四曰冻产：冻产者，言天气寒冷，产母血气迟滞，儿不能速生。故衣裳宜厚，产室宜暖，背心亦宜温和，庶儿易生。

五曰热产：热产者，言盛暑之月，产妇当温凉得宜。热甚，产母则头疼，面赤昏晕。若产室人众，热气蒸逼，亦致前患，名曰血晕。若夏月风凉阴雨，亦当谨避。

六曰横产：横产者，言儿方转身，产母用力逼之故也。凡产母当令安然仰卧，稳婆先推儿身顺直，头对产门，以中指探其肩，不令脐带羁扳，方用药催之，继以产母努力，儿即生。

七曰倒产：倒产者，言儿未能转身，产母努力故也。当令产母仰卧，稳婆推入，候儿自顺。若良久不生，令稳婆手入产户一边，拨儿转顺，近产门，却服催药，并努力即下。

八曰偏产：偏产者，言儿回身未顺生路，产母努力逼儿，头偏一边，产虽露顶，非也，乃额角耳。当令产母仰卧，稳婆轻手正其头向产门，却令产母努力，子即下。若儿顶后骨，偏挂谷道露额，令稳婆以绵衣炙暖裹手，于谷道外傍轻手推正，令产母努力，儿即生。

九曰碍产：碍产者，言儿身已顺，门路已正，儿头已露，因儿转身，脐带绊其肩，以致不能生。令产母仰卧，稳婆轻推儿向上，以中指按儿肩，脱脐带，仍令儿身正顺，产母努力，儿即生。

十曰坐产：坐产者，言儿之欲生，当从高处牢系手巾一条，令产母以手攀之，轻轻屈坐，令儿生下。不可坐，抵碍①儿生路。

十一曰盘肠产：赵都运恭人，每临产则子肠先出，然后产子，其肠不收，名曰盘肠。稳婆以醋水各半盏，默然喷产妇面背才收，不可不知。按：前症古方以蓖麻子仁四十九粒，研涂产母头顶，肠收上急②洗去。其肠若干，以磨刀水少许温润之，再用磁石煎汤服之，即收上。磁石须阴阳家用有验者。若以水喷母面背，恐惊则气散。

治盘肠产，以半夏为末，搐鼻中，肠自上。

又方：大纸捻，以麻油润灯，吹灭，以烟熏产妇鼻中，肠即上。

又方：肠出，盛以洁净漆器，浓煎黄芪汤浸之，肠即上。

催生柞木饮子 治产难，或胎烂腹中腹闷，其效如神。

生柞木一尺，锉　甘草大者五寸，锉五段

上用水三钟，纸封罐口，煎一钟半，候胎顺产门，徐徐温服，即时分娩，更无诸苦。切不可早于坐草，及稳婆下手催逼。

---

① 碍：原无，据《校注妇人良方·杨子建十产论》补。

② 急：《校注妇人良方·杨子建十产论》作"即"。

催生如神散　治逆产横生，其功甚大。

百草霜　白芷不见火，各为末，等分

上每服三钱，至胎顺产门，以童便、米醋和如膏，加沸汤调下，或童便、酒煎，进二服。然血得黑则止，此药大能固血，又免血干，甚妙。

如圣散　用黄蜀葵花焙为末，热汤调下二钱，若漏血，胎胞干涩难产，并进三服即产。如无花，用葵子末半合，调温酒服，尤妙。若打扑胎死，红花酒调下。

顺生丹　治症同上。

兔脑髓去皮膜，研如膏　明乳香一两，细研　母丁香末，二两①
麝香一钱，研细

上以兔脑髓丸鸡头大，阴干。每服一丸，温水下。男左女右，手握出。兔脑，腊月者尤佳。

治产不顺：

蛇蜕一条全者，蚕蜕纸一张无则一方

上入新瓦瓶内，盐泥固济，烧②存性为末，煎榆白皮汤下一钱，三服，觉痛便生。

又方：腊月兔头煅为末，葱白煎汤，调二钱，立生。或腊月兔血，纸袋盛，挂当风处阴干，为末，煎乳香汤调下二钱。或兔皮和毛烧为末，酒调服二钱，即产。如胎衣未下，再服。

神妙乳砂丹　用明乳香为末，以猪心血丸桐子大，朱砂为衣，阴干。每服二丸，嚼碎冷酒下，良久未生再服。

难产，以莲叶蒂七个，水煎化服二丸，良久未生再服。

---

① 二两：《校注妇人良方·催生方论》作"一两"。
② 烧：原无，据医理补。

胞浆先干，胎不得下，急服大料四物汤，滋其血气；并浓煎葱汤，熏洗产户；更用油烛涂产户内，却服前药。

胎死不出，用朴硝五钱，滚汤调下。或平胃散一服。胞衣未下，酒水服一丸。

横逆不顺，先用如神散方见前。产门不开，用加味芎归汤，仍服二丸，须月初①上辰日修合，盐涂儿足底，急拨摩之即产。

应急方 好墨，新汲水浓磨服之，墨水裹儿出。

又方：清油同蜜等分，入滚汤少许调服，或油煎一盏服之。或路傍破草鞋一只，取鼻络小耳绳烧灰，酒调服。

固血催生方 治胞浆先破，恶水来多，胎干涩不下时。先予四物汤，水煎服，补养血气。次更浓煎葱汤放冷，令坐婆洗产户。须是款曲洗，令气上下通畅。更用酥调滑石末涂产户里，次服神妙乳砂丹，或葵子如圣散。

半夏汤 治胎干而不能产。

半夏十三个，微炒

上为粗末，先服四物汤一二服，次服半夏汤，姜三片水煎服。

胜金散 治难产，逐败血。即自顺生，逆则转正，子死腹中，则胎软膨宽即产，千金不授换。

王不留行 酸浆草死胎，焙用 芫蔚子 白蒺藜去刺 五灵脂行血宜生用，各等分

上为散，服三钱，取利方水一盏半，入白花刘寄奴子一撮，同煎，温服神效。

---

① 初：原作"仍"，据《校注妇人良方·催生方论》改。

至宝催生丸

何首乌白色者，二两，酒洗净，去皮，捣碎，干为末 川乌四两，湿草纸包煨，取出，去皮苗，待草乌同制 两头尖草药，勿认作鼠粪。擦去黑皮，净二两 大当归四两，酒洗 人参去芦，四两 草乌四两，先洗净，去黑毛，同川乌俱切为片，用无灰酒煮一日，捣成饼，晒干为末。同前川乌俱不可犯铁器 苍术四两，米泔水浸，去粗皮，换酒浸一宿，切片，晒干 桔梗 甘草 白芷 白术 川芎 天麻 茴香 麻黄 防风①
荆芥以上各四两 木香 细辛 血竭各一两

上制为极细末，炼蜜为丸如栗子大，每重二钱二分，临产红花、当归煎酒化服。如难产胞衣不下，进三次，服三丸即下。

神母散 治产难经日不生。

云母粉半两

温酒调服，入口即产，万不失一。

神验散 治催生果效，灵妙之理人所难通，屡获殊效。临产时，令人于路上寻破草鞋一只，取耳烧灰，温酒调下三钱匕。得左足者男，右足者女，覆者死，侧者有惊，果是神奇。用此亦可送催生丸药。

又方：用鱼胶一尺许，新瓦上煅灰，陈醋调服立下。

又方：用大朱砂于端午日晒起，以百日为度，研为细末，用腊月兔脑髓捣为丸绿豆大。欲产时，粥饮下一丸，良久便生。其丸男左女右，手中握出。晒朱砂，不得着雨。

又方：用伏龙肝研末，每服一钱，酒调下，儿头戴土而下。

又方：吞槐子十四粒即下。

又方：当归为末，酒调一钱服，良久再服。

---

① 防风：原作"麻黄"，据《胤产全书·催生类》改。

交骨不开产门不闭方论

窃谓：交骨不开，产门不闭，皆由元气素弱，胎前失于调摄，以致血气不能运达而然也。交骨不开，阴气虚也，用加味芎归汤、补中益气汤。产门不闭，气血虚也，用十全大补汤。

加味芎归汤 治交骨不开，不能生产。

川芎 当归各一两 自死龟板一个，酥炙 妇人头发一握，烧存性

上为散，每服五钱，水煎服。约人行五里，即生。如胎死亦下，灼过龟板亦可。

产难方论

论曰：产难者，因儿转身，将儿枕血块破碎，与胞中败血壅滞，儿身不能便利，是以难产。急服胜金散方见本条，消散其血，使儿自易生。陈无择云：多因儿未转身，坐草太早，或努力太过，以致胞衣破而血水干，产路涩而儿难下。宜先服催生如神散，以固其血。设或逆生横产，当用针刺之针刺见足令缩入。

又方

麝香末，一钱 豆豉一两

上每服一钱，用秤锤烧赤淬酒下，催生如神散亦可用。

子死腹中方论

产难子死腹中，多因惊动太早，或触犯禁忌，其血先下，胎干涸而然也。须视①产母舌，若青黑，其胎死矣，当下之。故产室坐卧，须顺四时方向，并遵五行避忌则吉。大法，寒者热而行之，热者凉而行之，燥者滑而润之，危急毒药下之。

---

① 视：原作"玩"，据《校注妇人良方·产难子死腹中方论》改。

济生散热剂　治难产热病，胎死腹中，或因颠仆，或从高坠下，或房室惊搐，或临产惊动太早、触犯禁忌，或产时未到，经血先下，恶露已尽，致胎干子死，身冷不能自出。可如前论辨舌看子死全母，观变用药。

熟地黄洗，切，焙干，酒炒　真蒲黄　大当归　厚肉桂　干姜去皮　杨芍药　粉草各一两　黑小豆四两　百中霜五钱

上为末，每服二钱半，醋半合许，沸汤六七分浸起，温服。若疑二之际，且饮佛手散，酒水合煎二三服。探之，若胎未死，子母俱安。若胎已死，立便逐下。的知其胎死，进此药后更服香桂散，须臾如手推下。

香桂散　下死胎。

桂枝三钱　麝香当门子一个

同研，暖酒服，须臾如手推下。

一方：单用桂末一钱，童便调下，名救苦散。

大腹子饮寒剂

大腹子　赤芍药　榆白皮各三两　当归一两，炒　滑石末，七钱半　瞿麦　葵子炒　茯苓　粉草　子芩各半两

上为粗末，每服四钱，水一钟，煎七分，去滓温服。

又方：用辰砂一两，水煮四五沸，为末，温酒调服立出。

千金方滑剂　用葵子末，酒调服方寸匕。若口噤不开，格口灌之。药下即活。

回生饮　子死腹中，或半生不下，或半着脊骨在草不产，血气上荡母心，面无颜色，气①欲绝。

---

① 气：此后原衍"死"字，据《胤产全书·子死腹中下死胎类》删。

猪脂①一斤　白蜜一斤　淳酒二升

上三味合煎取二升，分为二服，不能饮随量服。

神龙散

蛇蜕一条，全者，香油灯上烧，研　麝香少许

上童便、酒各半盏，调一服即下。

杨氏方　疗有孕日数不足，子死腹中，母欲闷绝，取大黑豆三升，醋煮浓汁至二升，顿服立效。

又取死胎法：

用乌鸡一只去尾，细切，以水三升煮取二升，去鸡，通手用衣帛蘸磨脐下，胎自出。

牡丹丸　生子下血过多，子死腹中，憎寒，手指甲青，面色黄黑，胎上抢心，闷绝欲死，冷汗自出，喘满不食。或食毒物，或误服草药伤胎下血，胎尚未损可安，已死腹中，即下。

牡丹皮　白茯苓　桂心　桃仁　赤芍药

上各等分为末，蜜丸弹子大，每服一丸，细嚼，淡醋汤送下。连进数丸。

一方：水银半两，桂末一钱，作一服，温酒调下，粥饮亦可。

又方：以利斧煅赤，置酒中，待温饮之，其子便下。

又方：用锡粉、水银各一钱，枣肉丸大豆许，水吞下，立出。

又方：朴硝三钱，温童便调下。猫、犬、牛畜用之皆验。

又方：平胃散五钱，水酒各一盏，煎至一盏，投朴硝五钱，再煎三五沸温服，其胎即化水而出。

---

① 脂：原作"肝"，据《胤产全书·子死腹中下死胎类》改。

《宝庆方》云：凡欲断脐带，先以系物坠下，后可断之，否则胞衣上即冲心而死。

产难生死诀

欲产之妇脉离经。

《难经》云：一呼三至曰离经。此是阳加①于阴一倍也。一呼一至，亦曰离经。此是阴加于阳四②倍也。注云：经者常也，谓脉离常络之处。细而③言之，一呼脉再至，一吸脉再至，曰平④和之脉。故一呼脉行三寸，一吸脉行三寸，呼吸定息，脉行六寸，一日一夜，一万三千五百息，脉行八百一十丈，乃于一周，复从始之经再行。今一呼脉三至，一吸脉三至，呼吸定息，脉行九寸，一日一夜，脉行通计一千二百一十五丈，过于平脉之数，不在所起之经再起，故曰离经。若一呼一至，脉行寸半，一吸一至，脉行寸半，呼吸定息，脉行三寸，一日一夜，通计脉行得四百单五丈，乃谓一周，是不及平脉之数。周而复始，亦不在所起之经再起，亦曰离经也。

沉细而滑也同名。

临产之妇，脉见沉细而滑者，乃肾脏本脉之形。然肾系胞胎，见此脉者，亦与离经之脉同名也。

夜半觉痛应分诞，来日日午定知生。

若妊妇夜半时觉腹痛，定知来日午时当分娩也。《圣惠方》云：夜半子时觉腹痛，来日午时必定生产。谓子午相半，正半日观数也。

---

① 加：原作"和"，据《校注妇人良方·产难生死诀》及下文改。
② 四：原作"曰"，据《校注妇人良方·产难生死诀》及文义改。
③ 细而：原作"周即"，据文义改。
④ 平：原作"脾"，据文义改。

身重体热寒又频，舌下之脉黑复青，及舌上冷子当死，腹中须遣子归冥。

凡妊妇身①沉重者，胃气绝也。又体热寒栗头并者，正气衰阴气盛也。若舌卷下，脉青黑色也，及舌反卷上，冰冷不温者，子母俱死之候。

面赤舌青细寻看，母活子死定应难。

凡妊妇面色赤，是荣气流通，母活之候。舌上青色，是妊脉络绝，胎死之候。

唇口俱青沫又出，子母俱死总高判。

若妊妇唇口俱青色者，荣卫气绝也。又口中吐出痰沫者，是脾胃之气俱绝，此是子母俱死之候也。

面青舌青沫出频，母死子活是知真，不信若能看应验，寻之贤哲不虚陈。

凡妊妇面与舌皆青色，又吐痰沫者，是产妇荣卫俱绝，胎气冲上之候。此是子活母死之候，产下子，母必死也。此古贤哲应验之文，不虚妄陈其说也。

新产之脉缓滑吉，实大弦急死来侵。

凡妇人新产之后，其脉来缓滑者，为气血通利调和，是生活安吉之兆也。若见牢大弦急之脉则凶，必死之脉也。

若得沉重小者吉，忽若坚牢命不停。

若产妇诊得沉重微小者，此是脉虚②形虚相应，故云吉兆之脉。忽然诊得坚硬牢实之脉，是脉盛形衰相反，性命不可停留，必死也。

---

① 体：《校注妇人良方·产难生死诀》作"有"。

② 脉虚：原无，《校注妇人良方》同，据《妇人大全良方·产难生死诀》补。

寸口涩疾不调死。

若产后寸口脉涩疾，大小不调匀者，此是血气衰绝之脉，故云死也。

沉细附骨不绝生。

若重手按之乃得，其①脉沉细，附着于骨，不断绝有力者，此生活之兆也。

审看此候分明记，长须念此向心经。

凡为医者，宜详审脉证分明，记于心胸也。

---

① 其：《校注妇人良方·产难生死诀》作"六"。

校注后记

一、作者生平考证

《女科百效全书》，龚居中辑。龚氏字应圆，号如虚子、寿世主人，明代豫章云林（今江西金溪）人，生活在 16～17 世纪（出生年月无从查考，去世时间据刘孔敦所作序文考证当为1646 年），为龚廷贤族人，曾任太医院院司，内、外、妇、儿等科均有所长，另著有《痰火点雪》（又名《红炉点雪》）、《外科活人定本》、《经验百效内科全书》、《外科百效全书》、《幼科百效全书》、《小儿痘疹医镜》、《万寿丹书》、《经验良方寿世仙丹》等书。

二、版本概况

据《中国中医古籍总目》记载，《女科百效全书》共四卷，成书于明崇祯三年（1630 年），仅存清康熙年间刻本，国内唯中华医学会上海分会图书馆有藏。该书由清代刘孔敦增补，卷一、卷二题"刘刚堂"订梓，卷三、卷四题"发祥堂"订梓。正文版框高 20cm，宽 11.5cm，四周单栏，界格为乌丝栏，宣纸，书口均为白口，三、四卷部分书口有单鱼尾。序文于 1667年春月由潭阳刘孔敦题，凡例亦由刘孔敦识。除有少量字残缺或版面漫漶外，基本完整。每卷首有"新刻秘授女科百效全书某卷"字样，每卷末有"女科百效全书某卷终（止）"字样。原书方剂后均标明编号，然未见有方剂索引备查，据"凡例"所言"论中引古方之的确而增减其药品，通用要方归为一帙……"推测，当另有一帙专载方剂，已散佚。另据"凡例"记载："惟乳痈、阴疳等病，妇人关系之症，详辑末卷，以成全备。"说明原书还有记载乳痈、阴疳等病的最后一卷，然底本目次第四卷后已无内容，推测该版本对末卷未予刊刻。

三、主要内容与学术特点述略

该书是以《校注妇人良方》调经、众疾、求嗣、胎教、候胎、妊娠、坐月、产难等 8 门 17 卷主要内容为蓝本辑录而成的，还有少部分内容摘自《千金要方》《胤产全书》《女科证治准绳》《医学正传》《普济方》等医著。分辑成众疾、调经、求嗣、胎候、胎前、产育 6 类共 4 卷，其中卷一"众疾类"主要论述女性内外科常见疾病的证治；卷二"调经类"、"求嗣类"、"胎候类"，主要阐述经、带病证治及孕前求子、孕中胎教保健理论，判断已孕未孕、孕男孕女之法，胎杀避忌、产前调护之术，孕妇饮食、用药、起居禁忌等；卷三"胎前类"，介绍了妊娠随月服药养胎之法，妊娠病或妊娠兼病等胎前病的证治；卷四"产育类"，对临产将护、催生、备药等进行了介绍。

本次整理所用底本为孤本，经与《校注妇人良方》比较，龚居中在辑录过程中摘取了其中与妇人关系较为密切的 8 门主要内容，而舍弃了"调经门"之"崩中漏血生死脉方论"等 3 篇，"众疾门"之"通用方序论"篇，"妊娠疾病门"之"小腹痛方论"篇，"坐月门"之"催生灵符"等 3 篇，以及"产后门"之卷十八至卷二十三和"疮疡门"之卷二十四等与前 8 门所述大同小异的内容，并将内容相关篇目合并叙述。同时，博采《胤产全书》等女科著作中的精华论述作为本书主要内容的补充。从中可以看出龚居中女科学术思想主要遵从于陈自明和薛己，且善取各家之长。同时，反映了龚氏博览群书之精神。

由于该书系辑录本，因此书中阐述的观点不能作为龚氏的学术经验。就《女科百效全书》记载内容分析，该书对妇人内外科病证、经带病、妊娠病的诊治及其优生优育、孕期保健等理论做了比较全面的论述。首先，引经据典论述病因病机，博采众长记载治法方药，辨证多从气、血、风入手，治疗多以温补肝脾肾立法，所载妇科及其妊娠病证多从脏腑学说立论。主张不拘妊娠，凡有瘀血当祛、热实须下之证，仍用活血、泻下等药或酒类等可能伤胎堕胎之品，但应中病即止。其次，倡导优生优育，列"求嗣类"与"胎候类"专门进行讨论，指出若父母患病必须先调理后生育，"血少不足以摄精"是导致"妇人无子"的病理基础，男子精血不足是导致不育的主要原因，强调"合男女必当其年"。并且引众家注释以论胎儿禀赋，认为父母交会的时间、气候、环境等外界因素对子女禀赋会产生重大影响，父母积德行善则有利于优生优育；以歌诀形式论述判断孕情之脉法，崇尚巢元方十二经逐月养胎方法及其妊三月即行胎教之理论，提倡孕妇应予药物调理，并注意饮食、起居及用药禁忌，临产需准备好催生及应对横产、倒产、偏产、碍产、盘肠产等难产的药物及其手法。

然而，书中所述生男生女、月空方位例、逐月安产藏衣忌向方位、推妊妇行年法、体玄子借地法、禁草法、禁水法等似有牵强，值得商榷。另有转女为男之法等，亦属无稽之谈，均当予以摒弃。

总 书 目

I

卫生编

袖珍方

仁术便览

古方汇精

圣济总录

众妙仙方

李氏医鉴

医方丛话

医方约说

医方便览

乾坤生意

悬袖便方

救急易方

程氏释方

集古良方

摄生总论

辨症良方

活人心法（朱权）

卫生家宝方

寿世简便集

医方大成论

医方考绳愆

鸡峰普济方

饲鹤亭集方

临症经验方

思济堂方书

济世碎金方

揣摩有得集

亟斋急应奇方

乾坤生意秘韫

简易普济良方

内外验方秘传

名方类证医书大全

新编南北经验医方大成

临证综合

医级

医悟

丹台玉案

玉机辨症

古今医诗

本草权度

弄丸心法

医林绳墨

医学碎金

医学粹精

医宗备要

医宗宝镜

医宗撮精

医经小学

医垒元戎

医家四要

证治要义

松厓医径

扁鹊心书

素仙简要

慎斋遗书

折肱漫录

丹溪心法附余